Constanze Schwärzer
Außer Konkurrenz. Autistisch sein.

1. Auflage 2024
ISBN 978-3-96042-186-3

info@edition-assemblage.de | www. edition-assemblage.de

Umschlag: Sanjii Redmond
Lektorat: Hannah C. Rosenblatt
Satz: Hannah C. Rosenblatt | edition assemblage

Druck: interpress | Printed Hungary in 2024

Die Deutsche Bibliothek verzeichnet diese Publikation in der Deutschen Nationalbibliografie; detaillierte bibliografische Daten sind im Internet über http://dnb.ddb.de abrufbar.

Constanze Schwärzer

Außer Konkurrenz. Autistisch sein.

edition assemblage

Für Meni Chrisochoidis

Inhalt

Begrüßen

„Ach hallo, schön dass Ihr da seid! Meine Hände sind leider gerade voll mit Salatöl... Also, es gilt, ja?“

So oder ähnlich begrüße ich meine Gäste häufig. Besonders umarmungsfreudige Besucherinnen empfange ich auch öfter mal in meiner Kochschürze, die nicht so oft gewaschen wird, wie es aus hygienischen Gründen empfehlenswert wäre. Sollte ein Kind seine mit dunklem Schokoladeneis verschmierten Fingerchen auf meiner rot-weiß gepunkteten Schürze abwischen wollen, so schreie ich nicht „nein!“, ich halte ihm auch kein Taschentuch hin, ich lasse es wie unbemerkt geschehen in der Hoffnung, dass dieser fettige Tatzenabdruck eine mächtige Barriere für meine knuddelwillige Verwandt- und Bekanntschaft darstellen möge. Adrett in meine das Bild einer 1950er-Jahre Hausfrau evozierenden Schürze gekleidet, die sich andererseits nicht zu schade ist, den Salat mit den Händen zu durchmischen, hoffe ich eine pflichtbewusste Schwiegertochter, Nichte oder ... (setzen Sie den weiblichen Verwandtschaftsgrad Ihrer Wahl ein) abzugeben. Zugleich möchte ich mich vor der in diesen Rollen häufig erwarteten Inszenierung von Herzlichkeit und Fürsorglichkeit zu drücken, für die heutzutage häufig die Umarmung steht. Und nicht irgendeine Umarmung soll es sein, sie soll gerade richtig fest und ein bisschen weich sein, nicht erdrückend, sondern Geborgenheit, Vertrauen und Zuneigung vermittelnd.

Es gibt Situationen, in denen ich das gut schaffe oder sogar gerne mache. Bei meinen Kindern bin ich in der Lage, sie mit meinen mütterlichen Armen zu umhüllen und ihnen dadurch Sicherheit zu vermitteln. Ja, als mein Jüngster klein war, kam ich mir manchmal vor wie ein kaputtgeknuddelter Teddybär mit krummen und hängenden Schultern und war froh und stolz deswegen. Auch ich habe manchmal das Bedürfnis, Freunde oder Verwandte bei einem Wiedersehen nach langer Zeit zu umarmen. Aber nur einmal.

Und es sollen bitte keine Qualitätskriterien für Umarmungen aufgestellt werden! Was ist mir schon alles passiert, als ich versucht habe, diesem sozialen Druck nachzugeben: Durch spitze Schultern eingedrückte Kehlköpfe, zusammengestoßene Stirnen und Nasen aufgrund unterschiedlicher Annahmen darüber, auf welcher Seite Umarmung und Küsschen zuerst auszuführen seien. Bartstoppeln, die einen bis durchs T-Shirt piksen, oder Lippenstiftabdrücke, die man den ganzen Tag lang nicht abkriegt. Feuchte Spuren von Spucke und möglicherweise sogar Rotz auf den Wangen, enttäuschte Schnuten und Blicke, wenn ich meine Küsschen nur in die Luft gehaucht hatte.

Ich kriege das ganz gut hin, wenn es eher flüchtig und ritualisiert ist, so wie die in vielen Gegenden dieser Erde üblichen zwei, drei oder vier Begrüßungsküsschen. Erstens kann man die Regeln für diese in einem Reiseführer nachlesen. Zweitens erwartet niemand, dass diese wirklich von Herzen kommen und mit individuellen Gefühlsausdrücken angereichert werden. Zufrieden erinnere ich mich, wie ich bei meinem ersten Schüleraustausch in einer französischen Familie vor dem Weihnachtsessen mit gefühlt 30 älteren Onkels und Tanten „des bises" austauschte. Zugegeben, dieses Ritual kam mir ziemlich zeitraubend vor. Aber viel unangenehmer als Handgeben fand ich es nicht, wobei ich auch das Handgeben nie wirklich mochte. Gewohnt war ich es allerdings, denn in meiner Kindheit im ländlichen Süddeutschland in den 1980er Jahren gaben sich erwachsene Freunde noch die Hand. Die Abneigung gegen das Handgeben ließ sich allerdings prima direkt *beim* Handgeben ausleben, indem man die Hand des Gegenübers einfach mit der Kraft eines Schraubstocks zusammendrückte, über die ich zum Glück verfügte. Gelegentlich schrien meine Interaktionspartnens vor Schmerz kurz auf, häufiger aber äußerten sie Anerkennung für meinen „festen Händedruck", der mit angesehenen Charaktereigenschaften wie Ehrlichkeit, Leistungsbereitschaft und Zuverlässigkeit in Verbindung gebracht wurde. Heutzutage löst ein solcher Händedruck eher Erinnerungen an das Dominanzgehabe mancher älterer *weißer* männlicher Politiker aus.

Was soll ich also tun, wenn ich mich als autistische mittelalte Frau in einem sich als progressiv und weltoffen verstehenden großstädtischen Milieu bewege, das Wert auf Gefühlsausdruck, aber auch auf Individualität legt? Auf dem Land ist der Händedruck oder die kontaktlose Begrüßung, da man sich ohnehin ständig trifft, immer noch eine Option, wenn auch nicht mehr die einzige. Nach meinem Umzug nach Berlin sah ich mich jedoch mit einer Datenbank an Möglichkeiten und einem Entscheidungsbaum konfrontiert, den ich nie schnell genug durchgehen konnte, um die der jeweiligen Person und Situation angemessene Begrüßung zu finden. Kommilitonen an der Uni? Wortloses Nicken. Dieselben Personen in der Stadt? Angedeutetes Winken oder Nicken und „Hallo“ sagen. Auf einer Party? Je nach Grad der Verbundenheit heftige Umarmung, dahingehauchtes „Hi“ oder angedeutetes Nicken. Professoren? Würdigten einen auf den Gängen zwischen den Seminarräumen für gewöhnlich keines Blickes und überhörten Grüße, reagierten aber beleidigt, wenn man sie bei einem zufälligen Zusammentreffen außerhalb der Uni nicht überschwänglich und unterwürfig begrüßte.

Besonders schwierig war es, wenn ich neue Leute traf, zu denen mein Verhältnis noch nicht geklärt war, zum Beispiel Freundens von Freundens oder Menschen, mit denen ich zusammengekommen war, um ein Referat oder eine Initiative zu planen. Da ich den Eindruck hatte, dass in meinem Umfeld die meisten Menschen eine Umarmung ohne Küsschen von allen Begrüßungen am positivsten bewerteten, löschte ich die – ohnehin zu langsame – Verbindung zu meinem inneren Entscheidungsbaum und wählte fortan die Umarmung als Standardbegrüßung, was zu einer Reihe seltsamer, komischer und peinlicher Situationen führte. Seltsam, wenn ich in die Begrüßung meine ganze Wärme und emotional-soziale Kompetenz gelegt und für den Rest der Interaktion keine Ressourcen mehr übrighatte. Komisch, wenn ich auf ein Gegenüber traf, das rückblickend vermutlich genauso autistisch war wie ich und unter meiner einstudierten, fürsorglichen Umarmung erstarrte. Peinlich, wenn ich dabei vergaß, dass es Situationen und Hierarchien gibt, in denen eine Umarmung meinerseits überhaupt nicht als angemessen gilt.

Was für Begrüßungen gilt, scheint mir noch stärker für Abschiede zu gelten, wird doch in die Form der Verabschiedung oft eine Botschaft hineingelesen, die sich nicht nur auf die Situation und das Verhältnis der Beteiligten zueinander bezieht, sondern auch auf die Interaktion selbst und die Stimmung danach. Ich habe den Eindruck, dass die Verabschiedung nicht weniger Gefühlsausdrücke als die Begrüßung enthalten sollte, es sei denn, man wollte bewusst seine Gelassenheit angesichts eines offensichtlich schmerzhaften Abschieds zur Schau stellen. Und in der Tat, manchmal möchte auch ich oder besser gesagt mein Unbewusstes eine solche Botschaft darüber transportieren, wie viel mir die gemeinsame Zeit bedeutet hat. So kam es zu einer der peinlichsten Episoden meines ganzen Lebens: Nach meiner mündlichen Diplomprüfung, vor der ich eine ganze Nacht durchwacht und eine übertriebene Angst hatte, standen die drei Professorinnen, die mich geprüft hatten, und ich auf. Sie gratulierten mir, ich bedankte mich für die freundliche Prüfungsatmosphäre und wir begannen uns voneinander zu verabschieden. Ein bedeutungsvoller Abschied, denn es endeten nicht nur ein paar Stunden einer Prüfung, sondern Jahre des Studiums.

Dabei fasste ich einer der drei Professorinnen leicht streichelnd an den Arm, wahrscheinlich vor lauter Dankbarkeit, Erleichterung und Spannungsabfall. Erschrocken zog ich meine Hand sofort zurück, als ich merkte, was ich getan hatte. So was ist eigentlich weder in einer Prüfungssituation denkbar noch in der Hierarchie von unten nach oben. Von oben nach unten wäre es eher vorstellbar, liefe aber bereits auf dem schmalen Grat zur Belästigung.

Ich habe mich nie wieder bei der Professorin gemeldet, obwohl ich es gerne getan hätte, weil ich die Fantasie hatte, sie könnte sich an diesen Moment erinnern und das könnte für sie unangenehm sein. An einer allgemeingültigen Lösung für mein Begrüßungsproblem arbeitete ich noch. Die Pandemie verschaffte mir hier, bei allem Leid, das sie über die Welt brachte, wenigstens eine Verschnaufpause. Wäre ich technisch begabt genug, würde ich an einem Apparat tüfteln, der unangenehme Geräusche bei Umarmungen macht, ähnlich den Scherzartikeln meiner Kindheit, wie

Furzgeräusche erzeugenden Kissen oder diesen kleinen runden Geräten, die bei Händedrücken surrten. Ich bilde mir ein, so etwas würden viele Menschen eher akzeptieren als eine Umarmungen verweigernde Autistin.

Einkaufen

„200 Gramm Salbeitee in Arzneimittelqualität bitte!“, sagte ich.
„Das war aber eine sehr genaue Bestellung!“, antwortete die Verkäuferin. Ihrer Körperhaltung und ihrem Tonfall konnte selbst ich entnehmen, dass es nicht als Kompliment gemeint war.

Während sie den Salbeitee wog und einpackte, hatte ich genügend Zeit zu grübeln, ob ich sie gestresst oder gar verärgert haben könnte und innerlich das Lächeln und die Abschiedsfloskel zu proben, mit denen ich hoffte, einige meiner mutmaßlichen Fehler wiedergutzumachen.
Zuhause packte ich die Tüte aus und schaltete den Wasserkocher ein, um mir sofort den ersehnten, weil meine chronischen Halsschmerzen lindernden Salbeitee zuzubereiten. Fast unnötig zu erwähnen, dass die Verkäuferin mir genau den Salbeitee eingepackt hatte, der keine Arzneimittelqualität und somit auch nur eine geringe Wirkung hat. Diesmal musste ich sogar darüber lachen, denn langsam dämmerte mir, was passiert war.

Bisher waren meine Verkaufsverhandlungen an diesem Marktstand mit seiner erstaunlichen Kräuterauswahl ungefähr so verlaufen:

„Guten Tag. Haben Sie Salbeiblätter?“

„Für Tee oder als Gewürz?“ Hier meinte ich, aus der Stimme der Verkäuferin noch den Stolz darauf herauszuhören, dass sie beides im Angebot hatte.

„Für Tee bitte.

„In Arzneimittelqualität oder normal?“ Hier klang ihre Stimme für mich eher geschäftsmäßig, so als arbeite sie konzentriert eine Checkliste ab.

„In Arzneimittelqualität bitte.“ Als geübte Teetrinkerin musste ich zum Glück nicht mehr fragen, was der Unterschied sei, denn diesen kannte ich aus Erfahrung.

„Wie viel darf's denn sein?“ Hier empfand ich ihren Tonfall und Gesichtsausdruck schon als leicht genervt.

„200 Gramm bitte.“

„Was, so viel?“

„Ja, wollen Sie denn kein Geld verdienen, oder was?“ Diese Antwort auf ihre für mich unlogische Frage sprach ich zum Glück nicht laut aus, sondern sagte stattdessen:

„Ja, ich brauche den regelmäßig.“ Zum Glück fragte sie nicht weiter nach, denn an meiner genauen Krankengeschichte war sie dann wohl doch nicht interessiert.

„So, das macht dann … €.“

„Hier, bitte sehr.“

„Tschüss, einen schönen Tag noch!“ Wünscht Sie das wirklich mir oder eher sich selbst?

„Danke gleichfalls!“

Schweißgebadet ob so vieler Fragen mit jeweils sozial unterschiedlich angebrachten Antwortmöglichkeiten verließ ich die Markthalle und genoss erstmal die frische Luft. Das kann man doch effektiver gestalten, dachte ich mir, und gab deshalb beim nächsten Mal obige, sehr genaue Bestellung ab.

„Du hast die Verkäuferin mit Deiner klaren und präzisen Ansage total überfordert. Außerdem hast Du sie um die Gelegenheit gebracht, ein kurzes Gespräch zu führen. Auch ihrer Genervtheit ein bisschen Ausdruck zu verleihen, gehört dazu und ist sicher nicht böse gemeint. Es ist ja normal, dass Menschen bei der Arbeit genervt sind, und manchmal hilft es ihnen, das ein bisschen zeigen zu dürfen.“ So die Analyse meines nichtautistischen Ehemanns, als ich ihm, schmunzelnd und den kräftig schmeckenden, aber praktisch wirkungslosen Tee nippend, die Episode schilderte. Ich überlege jetzt zwar immer noch, Monate später, ob es stimmt, dass die meisten oder gar alle Leute bei der Arbeit genervt sind und ob man da nicht was machen könne – aber mit Verbesserungsvorschlägen für die überwiegend nichtautistische Welt möchte ich mich vorerst zurückhalten. Emotionen mittlerer Intensität, wie Genervtheit, sind mir ohnehin rätselhaft, da ich sie selbst kaum empfinde. Doch plausibel ist für mich, dass in oben geschilderter Begebenheit zwei völlig unterschiedliche Bedürfnisse aufeinandertrafen: Mein Bedürfnis war, den Kauf des Tees möglichst reibungslos ‚hinter mich zu bringen'.

Diese Formulierung ist mir tatsächlich als Erstes eingefallen und da schwingt ja der Wunsch mit, der Kauf möge bereits vorbei sein und ich würde ungeplagt von Schuldgefühlen und Grübeleien zuhause in der Küche still meinen wohltuenden Tee genießen. Einkaufen ist für mich eine belastende Tätigkeit wegen der Kommunikations-Rituale und der Reizüberflutung, die ich dabei selten vermeiden kann. Über die Bedürfnisse der Verkäuferin kann ich nur spekulieren. Es könnten solche gewesen sein wie: ein bisschen Abwechslung vom stummen Am-Stand-Stehen durch ein beidseitiges Gespräch anstatt einer einseitigen Ansage. Aufnehmen von Informationen im eigenen Tempo, anstatt kognitiv überladen zu werden durch eine kompakte Bestellung. Sich emotional auszudrücken und zu verbinden, wobei das Zustandekommen einer Verbindung vielleicht wichtiger wäre als der Aspekt, ob diese durch als angenehm oder unangenehm erlebte Emotionen gestiftet würde.

Zweifellos spielen hier außer Unterschieden in den kommunikativen Vorlieben noch weitere Unterschiede eine Rolle, die sich aus dem Verhältnis zwischen Verkäuferin und Kundin ergeben. Da werden Klassenverhältnisse schmerzlich spürbar zwischen einer Verkäuferin, deren Arbeit sowohl körperlich ermüdend als auch kommunikativ anstrengend ist, und einer Kundin, die tagsüber Zeit hat, Tee zu kaufen. Es mag auch um die Rolle der Kräuter-Expertin gehen, die sich durch eine kenntnisreiche Bestellung in ihrer Autorität herausgefordert fühlt. Vielleicht hätte sie sich an jenem eher ruhigen Tag gefreut, wenn ich ergebnisoffen gefragt hätte, welchen Tee sie gegen Halsschmerzen empfiehlt.

Darauf deuten meine Erfahrungen mit manchen mutmaßlich cis-männlichen Verkäufern hin, von denen einige häufiger nicht nur wie im obigen Beispiel passiv, sondern aktiv aggressiv auf meine Wünsche reagieren und mir rundweg ausreden wollen, wofür ich mich nach reiflicher Überlegung entschieden habe. Aber der Hauptunterschied scheint mir doch der autistische Wunsch nach effektiver Informationsübermittlung und der Wunsch nichtautistischer Menschen nach emotionalem Mitschwingen zu sein.

Seitdem kaufe ich meinen Salbeitee übrigens in der Apotheke, wo es ihn schon abgepackt in Beuteln gibt.

Multitasking

„Ich wünschte du hättest drei Arme, dann könntest du mich mit zwei Armen tragen und mit dem dritten Arm die Tasche halten!“, sagte das Kind oft, als es drei oder vier Jahre alt war. Später lief es zwar selbst, wünschte sich aber noch mehr Arme für mich, mindestens vier wie bei der Lego-Ninjago Figur Lord Garmadon oder besser zehn, wie bei der hinduistischen Göttin Durga/Kali. „Dann könntest du mit einer Hand das Handy halten und ein Video darauf schauen, mit einer Hand telefonieren, mit einer Hand in der Nase popeln, mit einer Hand mir den Kopf tätscheln, mit einer Hand deine Teetasse halten, mit einer Hand mich füttern, mit zwei Händen Geschirr spülen, mit einer Hand dich am Kopf kratzen und mit einer Hand mir ein Eis aus der Tiefkühltruhe holen.“ Danke für die guten Wünsche, mein Schatz, und Glückwunsch zu deinem Einfallsreichtum, aber ich bin schon mit zwei Armen und Händen manchmal heillos überfordert.

Als ich selbst noch Kind war, malte ich oft und gerne mit Wasserfarben. Ich trug dabei ein altes Hemd von meinem Papa verkehrt herum, um meine Kleidung nicht zu bekleckern. Vor mir auf dem Tisch war Papier, ein Wasserfarbkasten, ein Becher mit Wasser, um darin den Pinsel einzutunken, und ein Glas Apfelsaftschorle zum Trinken. Fast jedes Mal passierte es mir, dass ich, ganz in meine Fantasien und Impressionen beim Malen versunken, aus Versehen aus dem Becher für den Pinsel trank anstatt aus meinem Saftglas. Ob mir das als Erwachsene immer noch passieren würde, weiß ich nicht, denn ich fülle seit langem das Wasser für die Pinsel in die Deckel von Schraubgläsern. Dann ist die Verwechslungsgefahr mit dem Trinkglas geringer und es ist nicht so schlimm, wenn etwas davon verschüttet wird, was mir nämlich mit meinen zwei Armen auch schon sehr oft passiert ist.

An der Uni lernte ich in einem Seminar zu Rentenpolitik etwas darüber, wie sich die Leistungsfähigkeit im Alter entwickelt. Unter anderem erfuhr ich, dass 90-Jährige oft Probleme haben, sich während des Spazierengehens zu unterhalten. Häufig bleiben sie stehen, um einen Gedanken zu verfertigen und auszudrücken, und gehen erst danach wieder weiter. Viele Seminarteilnehmende einschließlich der Professorin zeigten sich erschrocken angesichts einer solchen Zukunft. Ich hingegen war erstaunt, dass unter 90-Jährige das mit dem gleichzeitigen Reden und Gehen anscheinend so mühelos hinkriegen. Auf mich traf das noch nie zu. Wenn ich mit Freundens zusammen wandern war, haben wir uns ab und zu unterhalten, und ich schätze generell die Kombination von Freundschaft und frischer Luft. Aber anstrengend ist es für mich immer schon gewesen, sowohl für meine Lungen als auch für mein Gehirn. Ich merke immer wieder, dass es mir in solchen Situationen nicht gelingt, Gedanken so auszudrücken, wie ich es eigentlich möchte, oder mich umgekehrt durch die Gesprächsarbeit vom Natur- und Bewegungsgenuss ablenken lasse.

Manchmal hat mein Hang zu Monotasking, Monotropismus[1] und Hyperfokus auch klare Vorteile. Wenn ich gerade meine Steuererklärung mache oder meine Kundendatenbank aktualisiere, bleibe ich bei der Sache und frage mich nicht, ob die Spülmaschine schon ausgeräumt ist oder ob ich meine Mutter schon zurückgerufen habe. Und bei meiner Arbeit als Trainerin bin ich als Teil einer Trainerteams diejenige, die stets das Ziel, das Hauptthema, den Seminarplan im Blick hat und sich nicht verzettelt oder in spontanen Assoziationen oder Diskussionen verliert. Durch diese Arbeit

1 Monotropismus: Tendenz, die Aufmerksamkeit intensiv auf wenige, meist emotional besetzte Interessen zu lenken. Zugleich eine Autismustheorie aus autistischer Sicht, formuliert von Dinah Murray, Mike Lesser und Wenn Lawson. Ausgehend vom Diagnosekriterium der sich wiederholenden Interessen, Aktivitäten und Verhaltensmuster werden die weiteren Diagnosekriterien, die sich auf soziale und kommunikative Eigenheiten sowie auf die Verarbeitung von Sinneseindrücken beziehen, erklärt. Hyperfokus: Eine sehr intensive Konzentration auf ein Thema oder eine Aufgabe, die dazu führt, dass anderes ausgeblendet wird. Wird oft als Fähigkeit von autistischen und ADHS-neurodivergenten Personen genannt.

habe ich ein gewisses Maß an Multitasking erlernen müssen. Ich kann einzelne Personen und dieselben in ihren Beziehungen zueinander wahrzunehmen und ansprechen. Ich kann gleichzeitig vor Menschen zu sprechen und wichtige Punkte am Flipchart notieren und in Online-Seminaren auf die Inhalte und die technischen Funktionen achten. Ich kann die aktuellen Entwicklungen in der Gruppe zu beobachten oder, wie Pädagogens gerne sagen, den Prozess wahrnehmen und zugleich die mit den Veranstaltenden abgesprochenen Ziele nicht vergessen.

Das lässt sich mit geistigem Jonglieren vergleichen, und so sprechen Kollegens davon, „viele Bälle in der Luft zu halten". Ein sprachliches Bild wie dieses löst bei mir sofort Ängste aus. Sprachbilder verstehen und ballspielen würden wahrscheinlich eigene Kapitel verdienen, denn eigentlich passt das Jonglieren nicht zu mir und ich kann es mit Bällen auch nicht. Warum schaffe ich es dann bei der Arbeit? Nun, einige der Aufgaben, vor allem technische, planerische, inhaltliche, ergebnisorientierte, fallen mir ungewöhnlich leicht. Das lässt noch ein paar Ressourcen frei für schwierigere Aufgaben wie die Gesichtsausdrücke der Teilnehmenden zu interpretieren oder darauf zu achten, nicht über deren Kaffeetassen zu stolpern. Meine eigene Tasse habe ich oft genug umgeworfen, weshalb ich jetzt eine kleine Thermosflasche mit Schraubverschluss benutze. Zum anderen wird die Kombination derartig komplexer Aufgaben wie bei der Leitung interaktiver Bildungsveranstaltungen auch von nichtautistischen Menschen als herausfordernd empfunden und unter anderem deshalb meist im Team durchgeführt. So fallen meine spezifischen Multitasking-Defizite weniger auf. Anders als beim Wandern und sich gleichzeitig unterhalten ist hier der Kompetenz-Unterschied zwischen mir und anderen nicht so groß.

Nun ist das Multitasking allgemein im öffentlichen Ansehen sehr gesunken: Eine kurze Google-Recherche bringt Assoziationen wie „eine Illusion", „ungesund", „funktioniert nicht" und „lässt das Gehirn schrumpfen" hervor. Eine Lektüre der in der Suchergebnisliste verlinkten Artikel zeigt, dass der schlechte Ruf des Multitaskings durchaus wissenschaftlich fundiert zu sein scheint. Nur die These „lässt das

Gehirn schrumpfen“ ist wohl unbelegt, denn hier ist die Abfolge von Ursache und Wirkung nicht klar. Aber tatsächlich raten Hirnforschende allgemein vom echten Multitasking oder auch vom, deutlich häufiger vorkommenden, schnellen Wechseln zwischen Aufgaben ab und halten das maximal bei zwei Tätigkeiten für möglich, von denen eine weniger komplex ist als die andere. Ein Beispiel ist das Schreiben eines Textes wie diesem hier: Es besteht aus dem sprachlichen Ausformulieren von Gedanken und dem Tippen dieser Formulierungen mittels Buchstaben auf der Tastatur – was ich tatsächlich mit beiden Händen, aber nicht mit allen zehn Fingern hinkriege. Wie schwierig war das, als ich schreiben und später tippen gerade gelernt hatte! Da war der Inhalt des Geschriebenen deutlich stärker durch die Form beeinflusst als heute.

Woher meine spezifischen Schwierigkeiten damit kommen, zwei scheinbar einfache Dinge gleichzeitig zu erledigen, weiß ich nicht genau. Liegt es daran, dass mir gerade als einfach angesehene Dinge oft schwerfallen und umgekehrt? Dass ich den Fokus auf eine Sache besonders genießen kann? Drängt sich oft eine dritte Aufgabe in den Vordergrund, wie zum Beispiel das Verarbeiten einfacher Sinneseindrücke? Oder fällt es mir schwer, weil mein Arbeitsspeicher aufgrund meines guten Gedächtnisses oft schon relativ voll ist und meine beiden Gehirnhälften schwach verbunden sind? Dies kann allerdings bei der oben geschilderten Aufgabe der Seminarleitung schon wieder ein Vorteil sein, sofern ich mir vor wichtigen Entscheidungen die Zeit nehme, meine auf unterschiedlichen Kanälen ver- und erarbeiteten Gedanken und Gefühle bewusst wahrzunehmen und zu wählen, nach welchen ich handle.

Ich frage mich nur, warum das Multitasking angesichts seines schlechten Rufs immer noch verlangt wird. E-Mail-Benachrichtigungen, Gemurmel in Großraumbüros und tägliche Team-Meetings, in denen wir vor den eigentlichen Arbeitsaufgaben bereits unsere Sozial- und Kommunikationskompetenzen einsetzen müssen, nerven und stressen viele Menschen. Viele von uns autistischen Personen machen sie arbeitsunfähig. Nicht umsonst kämpfen manche Menschen, die nicht autistisch sind, aber die

Hochsensibilität mit uns teilen, dafür, dass diese Eigenschaft als Behinderung, oder mindestens als Diversity-Kategorie anerkannt wird. Umgekehrt wird Ablenkbarkeit, die früher vor allem mit ADHS in Verbindung gebracht wurde, heute oft als allgemeines Generationenphänomen gerahmt.

Zugegeben, eine Frau, die ein Buch schreiben oder etwas anderes herstellen will, braucht nicht immer ein eigenes Zimmer. Viele haben auch mit weniger Ressourcen oder im Kollektiv Wichtiges geschaffen. Audre Lorde hat Virginia Woolf und deren privilegierte Perspektive zurecht korrigiert. Eine Stunde Ruhe am Tag sollte aber drin sein. Und für die autistische Mitarbeiterin vielleicht doch ein eigenes Büro.

Lernen

Vier oder fünf Jahre alt muss ich gewesen sein, als meine Mutter mit mir Urlaub in Hamburg machte. In Hamburg interessierten mich außer dem Zoo, der für mich das Schönste an jeder Großstadt war, vor allem die U-Bahnen und Rolltreppen. Während wir auf U-Bahnsteigen stehend warteten, machte ich komische Verrenkungen. Ich versuchte mich möglichst weit zur Seite zu neigen und Oberkörper mit Hals und Kopf so zu biegen, dass ich meine Augen unten und den Mund oben halten und trotzdem noch nach vorne schauen konnte. Bald fand meine Mutter heraus, was der Sinn dieser Zirkusübung war: Ich las ihr die Werbeplakate in den U-Bahnhöfen vor.

Lesen konnte ich schon eine ganze Weile. Für mich war das nichts Besonderes, und mir war auch nicht klar, dass meine Eltern bis dahin nichts von meiner Fähigkeit ahnten. Ich fand es nur unpraktisch, dass ich mich so anstrengen musste und die Plakate nicht einfach so umdrehen konnte wie die Zeitung zuhause. So hatte ich nämlich lesen gelernt.

Mittags kam mein Vater von der Arbeit zum Essen nach Hause, wie es damals auf dem Land üblich war. Nach unserem gemeinsamen Mittagessen las er die Zeitung und wollte dabei seine Ruhe haben. Ich hingegen verstand nicht, wieso mein geliebter Papa sich die Gelegenheit entgehen ließ, für ein halbes Stündchen mit mir zu spielen. Also fing ich an, wahllos Stellen der Zeitung zuzudecken, um ihn vom Lesen abzuhalten. Das ließ ihn unbeeindruckt. Irgendwann kam ich auf die Idee, seinem Blick zu folgen und genau die Stelle abzudecken, auf die er gerade schaute. Aha! Er zeigte sich leicht ärgerlich, was äußerst selten vorkam. Ich war enttäuscht, dass ihm die Zeitung anscheinend noch wichtiger war als gedacht. Nun nahm ich mir vor, herauszufinden, was an der Zeitung so interessant war. Also deckte ich immer die Stelle ab, die er gerade las, und fragte ihn danach, was dort stand. Nach ein paar Wochen hatte ich den Code geknackt und brauchte nicht mehr zu fragen. Der einzige Haken an der Sache: Ich saß ihm stets gegenüber.

Vierzig Jahre später erweist sich die Fähigkeit, verkehrtherum zu lesen, als sehr nützlich. Mein Kind weiß es zu schätzen, dass ich ihm gegenübersitzen und mühelos ein Bilderbuch vorlesen kann, während es sich in aller Ruhe die Bilder anschaut. Leider musste ich erst jemanden gebären, um den Nutzen dieser und anderer autodidaktisch erworbener Superkräfte zu erkennen. In der Schule führten diese eher zu Problemen. Zwar konnte ich damals als einziges Kind bei der Einschulung schon lesen und schreiben, inzwischen auch richtig herum, aber ich brauchte ein ganzes Jahr und damit länger als alle anderen, um ordentlich und flüssig Schreibschrift zu schreiben, die damals zuerst gelehrt wurde. Zuhause galt ich als eine Art Wunderkind, was ich definitiv nicht war, in der Schule eher als tollpatschig und schwer von Begriff. Das änderte sich, sobald es weniger um die Form als um Inhalte ging, aber die vier minus im Fach Schönschreiben blieb und das Augenrollen und Seufzen meiner Klassenkameradens auch. In der vierten Klasse wiederholte sich eine ähnliche Erfahrung beim Dividieren: Ich konnte es erst begreifen, als ich den Eindruck hatte, den Weg selbst gefunden zu haben. Auch als Erwachsene geht es mir oft so: Ich kann fast nichts durch Nachahmung lernen und nur manches dadurch, dass es mir genau und Schritt für Schritt erklärt wird. Meistens lerne ich Dinge dann, wenn ich selbst bereit bin, sie auf meine Art auszuprobieren, was mitunter jahrelange innerliche Vorbereitung erfordert. Besonders deutlich war das beim Sport, denn hier setzten dens Lehrens in der Schule oft auf Nachahmung und erklärten selten Regeln, Bewegungsabläufe und deren Sinn. So kam es, dass ich, obwohl allgemein in Körperbau und Energielevel als sportlich eingeschätzt und durchaus konkurrenzfähig in Sportarten, die in der Schule nicht gelehrt wurden wie Ski- und Schlittschuhlaufen, Radfahren, Bergwandern oder auf Bäume klettern, wegen schlechter Sportnoten fast nicht zum Abitur zugelassen worden wäre.

Sicherlich spielten hier auch meine Angst vor dem Ausziehen und den sich oft um Körper drehenden Gesprächen in der Umkleidekabine, sowie vor den starken Sinneseindrücken durch die Anwesenheit vieler anderer Menschen in der Turnhalle eine Rolle. Aber diese Ängste konnte ich später leicht ablegen. Geblieben ist meine Unfähigkeit, auf eine bestimmte Weise gelehrt und geführt zu werden. Zum Glück durfte ich als Erwachsene Lernerfahrungen machen, die besser zu mir passten. Besonders kam mir der Weg der Kampfkünste entgegen mit der gleichzeitigen Aufmerksamkeit für die äußere Form, die durch Imitation und Erklärung gelernt werden kann, und dem inneren Weg, der als emotionale und spirituelle Reifung der Schülerin von der Lehrerin begleitet und beobachtet werden kann. Bei der äußeren Form geht es um die Zugehörigkeit zu einer Lehrerin, Gruppe und Tradition, beim inneren Weg auch um Individualität innerhalb dieser und um Ablösung. Im Karate-Dojo und nicht in der Schule oder an der Uni lernte ich das Lernen und, da jede Schülerin ab einem gewissen Grad auch mal andere Schülerinnen anleiten oder die Lehrerin vertreten muss, das Lehren. Ähnliche Haltungen und Aufmerksamkeiten finde und praktiziere ich in meiner Arbeit in der freien Erwachsenenbildung und so sind, obwohl immer noch unbelehrbar, Lernen und Lehren meine Leidenschaften geworden.

Verzichten

„Eigentlich bist Du ziemlich vernünftig", meinte mein Partner zu mir, als ich mit dem Rauchen aufhörte. Es klang für mich wie eines dieser vergifteten Komplimente, die implizieren, dass das Gegenüber über die positiv bewertete Eigenschaft überrascht sei. Denn Menschen, die als unangepasst wahrgenommen werden, werden selten als „vernünftig" bezeichnet, selbst wenn sie sich gerade durch ihr rationales Denken und Handeln hervorheben. Oder war es gar kein Kompliment, weil in unseren Kreisen Vernunft noch nicht hoch angesehen und Rauchen noch die Norm war? Damals, kurz nach den wilden 1990ern, konnten wir höchstens ahnen, wie sehr eine Rationalität, mit der wir bisher nur an unsere Studienabschlüsse und wichtige politische Projekte herangegangen waren, bald alle Lebensbereiche durchdringen würde. Die war vielleicht nur für uns als junge Erwachsene neu, denn Fitnessstudios und Magerjoghurt gab es da schon eine Weile lang. Auch in der aktivistischen Linken wurden Körper- und Selbsttechniken bereits früher kultiviert bis hin zum Einsetzen und Aufs-Spiel-Setzen des eigenen Körpers als Waffe. Meine Kreise waren weitaus harmloser, dennoch habe ich unter *weißen* deutschen Linken zehn Jahre lang niemanden etwas essen sehen, auch nicht bei stundenlangen Plena.

20 Jahre später bin ich mit meiner Fähigkeit, umstandslos auf Dinge zu verzichten, die ich vorher genossen habe, ungewollt im Mainstream angelangt. Clean Chic, Inneneinrichtung aus unbehandeltem Holz und das „frei von…"-Regal bei Alnatura münzen Verzicht in Anreize zu neuem Konsum um. Halbleere Regale werden zum Statussymbol und Menschen mit wenig Geld werden noch dafür kritisiert, wenn sie dieses ausgeben. Eine nach Marie Kondo aufgeräumte Wohnung muss man sich leisten können, setzt die Methode

doch unter anderem voraus, voreilig weggeworfene Sachen wieder nachzukaufen. Mit diesem neuen Zeitgeist zog ich zunehmend Bewunderung für meine augenscheinliche Fähigkeit zum Verzicht auf mich. Bekannte, die mich noch vor kurzem für „verrückt" erklärten, weil ich als einzige in der Runde nicht mit Sekt anstoßen wollte, fragten mich nun bewundernd, woher ich so viel Selbstdisziplin hätte. Mit Disziplin und Verzicht habe es wenig zu tun, dass ich bestimmte Dinge aus meinem Leben und von meinem Körper fernhielte, antwortete ich stets. Ich sei halt mein Leben lang um einen klaren Kopf bemüht.

Auch meine körperlichen chronischen Erkrankungen verlangten von mir, jahrelang auf Dinge zu verzichten, die ich vorher genossen hatte, wie Kaffee, Schokolade oder intensiven Sport. Ich kann mir nicht vorstellen, dass jemand in meinem Körper steckte und Schwierigkeiten hätte zu entscheiden, diese Dinge wegzulassen. Und doch scheint bei mir der Weg von der Einsicht zum Handeln vergleichsweise direkt zu sein. Nicht Selbstdisziplin oder gar Leidensfähigkeit, sondern logisches Denken ist der Grund, warum ich das mit wenig Mühe und viel Konsequenz schaffe. Aus demselben Grund bin ich nie eine Anhängerin des Minimalismus geworden. Den Spruch „weniger ist mehr" finde ich genauso falsch wie er logisch betrachtet ist. Eine reizarme Umgebung ist für mich nicht schön, im Gegenteil, sondern manchmal notwendig, um nicht krank zu werden. Genauso wichtig sind angenehme Sinneserfahrungen und die Möglichkeit, mich selbst kreativ auszudrücken, die übrigens sowohl in Aufräumen bestehen kann als auch darin, die Wände vollmalen.

Meditieren

Einer meiner Lehrer schlug mir vor, einen Rosenkranz in die Schule mitzubringen. Nicht um zu beten, sondern um meine Hände zu beschäftigen und meinen Körper und Geist zu beruhigen. Er hatte es satt, dass ich rhythmisch auf den Knopf hinten an meinem Kugelschreiber drückte, am Tisch kratzte oder mit meinem Stuhl wackelte. Zugegeben, das fanden auch anderens Lehrens und Mitschülens nervtötend, aber diesen einen störte es besonders. Heute glaube ich, dass er etwas von sich in mir wiedererkannte: Immerhin ist dieser Lehrer selbst einmal vor der ganzen Klasse beim Kippeln vom Stuhl gefallen. Statt einem Rosenkranz brachte ich übrigens aus Jux eine schwere Metallkette mit in die Schule, deren Rasseln noch deutlich lauter war als die Geräusche, die ich bis dahin erzeugt hatte.

Manchen Menschen ist also früh aufgefallen, dass mir etwas Ruhe und Konzentration guttun würden. Ich selbst brauchte etwas länger, um das zu begreifen. Doch fand auch ich meine Momente der Kontemplation im Alltag. Gerne legte ich mich auf eine Parkbank, um den Wolken beim Vorbeiziehen zuzuschauen und interessante Formen in ihnen zu entdecken. Beim Gießen der Blumen in unserem Garten, beim Betrachten und Sammeln von Herbstblättern oder Kastanien, beim Hören des abendlichen Vogelgezwitschers entspannte ich mich wunderbar.

Doch nach dem Umzug in die Großstadt waren die Gelegenheiten für solche kleinen Genüsse rar. Die Reizüberflutung drohte und verführte überall. Als ich noch keinen Menschen hier kannte, war es einfach ein ruhiges, langweiliges Leben mit Spaziergängen im Park und Besuchen des Waschsalons als Highlights. Doch kaum war ich sozial einigermaßen eingebunden, hatte ich plötzlich nach Uni oder Arbeit zwei bis drei Verabredungen pro Tag und dazwischen anstrengende Anfahrten auf gefährlichen Straßen, schmalen

Radwegen oder in vollen öffentlichen Verkehrsmitteln. Im Nachhinein staune ich, dass ich damals noch nicht ausbrannte. Ich war jung und hatte nach zwanzig Jahren auf dem Land einiges nachzuholen. Zudem fürchtete ich mich oft geradezu vor Ruhe, kamen mir doch in Abwesenheit äußerer Reize oft Erinnerungen und Gedanken hoch, die ich lieber verdrängen wollte.

Gerettet vor Hektik und Überforderung hat mich damals die Kampfkunst. Geduld mit sich selbst, Fokus und den angemessenen Wechsel zwischen Anspannung und Entspannung habe ich beim Karate gelernt. Und angenehm ausgepowert, so dass ich die ruhigeren Übungen und die Meditation danach tatsächlich genießen konnte, war ich dadurch auch. Die Qi-Gong-Atemtechniken, die wir bei der Mediation praktizierten, wandte ich auch zuhause an, wenn mich doch mal wieder das Verlangen nach einer Zigarette überkam. Bei Hausarbeiten für die Uni oder bei der Arbeit stellte ich mir den Wecker auf alle eineinhalb Stunden, um mich daran zu erinnern, meine Tätigkeit zu unterbrechen. Sich regelmäßig Pausen zu nehmen und diese bewusst mit Ruhe zu füllen, war meine wichtigste Technik, um den oben beschriebenen Verzicht durchzuhalten und half mir, diesen manchmal sogar zu genießen.

Der Burnout kam viele Jahre später und wenig überraschend, denn ich versuchte Familie und Beruf zu vereinbaren, als hätte der Tag 48 Stunden. In der Kur danach lernte ich, bewusst zu meditieren. Bis dahin hatte ich mich ehrlich gesagt einfach auf die Bauchatmung konzentriert und ansonsten versucht, an nichts oder an „etwas Schönes" zu denken, was natürlich nie richtig klappte. Manchmal gelang es mir, angenehme Erinnerungen heraufzubeschwören, zum Beispiel an den letzten Urlaub oder einen lustigen Moment mit meinen Kindern, doch nach zwei bis drei Minuten schalteten sich andere Teile meines Gehirns ein und befanden, es sei jetzt aber höchste Zeit, die gewohnten Grübeleien fortzuführen oder endlich den Bau der Regale für die Abstellkammer zu planen, den ich schon seit Jahren vor mir herschob. Nach dem Burnout begab ich mich in ayurvedische Behandlung, und das war ein Glück. Ich kräftigte mich durch Yoga, Massagen und auf mich abgestimmte Ernährung und lief ausgiebig barfuß durch den Garten. Das Schönste aber waren die Meditationsstunden.

Ich lernte, meine Gedanken interessiert, aber auch distanziert zu beobachten. Manche Menschen packen ihre Gedanken dabei gerne in Wolken oder in Schränke. Ich stellte mir vor, ich säße an einem Fluss und meine Gedanken schwämmen vorüber. Auch alle Menschen, die ich an einem Tag getroffen hatte, saßen in kleinen Booten und paddelten freundlich winkend an mir vorbei. Schlechte Gedanken purzelten auch mal einen Wasserfall hinunter. Für Tage, an denen ich besonders aufgewühlt war und diese Fantasie nicht zustande brachte, übten meine Lehrens fokussierte Meditationen mit mir. Wir schauten lange auf Blümchen oder in Kerzenflammen. Wir stellten uns mit geschlossenen Augen bestimmte Farben vor. Wir stellten uns Fragen wie: „Wer bin ich? Was brauche ich jetzt gerade? Was kann ich für andere tun?" Die Antwort auf die erste Frage fiel damals erstaunlicherweise jeden Tag anders aus, und die Antwort auf die letzte Frage lautete oft nur: „ehrlich sein", „geduldig sein", „erklären, was mit mir gerade los ist" oder „meine Bedürfnisse klar kommunizieren". Heute, fünf Jahre danach, fallen meine Antworten deutlich einfacher und konstanter aus. Damals hat es mich aber sehr stabilisiert, gerade diese Veränderungen und die Vielschichtigkeit meiner Empfindungen und Bedürfnisse wahrzunehmen.

Über die Jahre hat sich meine Meditationspraxis auf abendliche Atemübungen auf dem Balkon kondensiert, die ich entweder gemeinsam mit meinem jüngsten Kind mache oder nachdem dieses eingeschlafen ist. Dabei betrachten wir gerne die wenigen Sterne, die wir in dem kleinen Himmelsausschnitt zwischen den hohen Häusern unserer Straße sehen können. Manchmal sprechen wir auch wie in meiner Kindheit ein Abendgebet, in einer säkularen und individuellen Form. Wie sonst nur draußen in der Natur spüre ich, dass ich, als ich selbst Teil der Welt bin und sein darf und das genieße.

Schlafen

Meinen Lieblingswecker hatte ich von meiner Tante geschenkt bekommen. Sie arbeitete damals beim Film, und der Wecker war einzig zu dem Zweck angeschafft worden, in der Auftaktszene einer Sitcom vom Hauptdarsteller aus dem Fenster geworfen zu werden. Entsprechend albern war sein Äußeres und nervig sein Klang. Er hatte die Gestalt eines dicken Hahns mit runden Formen. Statt zu läuten, krächzte er ein lautes, aber heiseres „Kikeriki". Um ihn auszuschalten, drückte man auf seinen Kamm, woraufhin er einen genuschelten „Guten Morgen" wünschte. Er war sogar zweisprachig, wobei ich keinen Unterschied zwischen den beiden Spracheinstellungen hören konnte, doch sein „Gudn Mogn" mochte mit Wohlwollen auch als „Good Morning" durchgehen.

Bei mir flog der Hahnenwecker nie zum Fenster hinaus, obwohl er zu einigen Beschwerden von Nachbarns und auf Reisen von anderen Hotelgästens führte. Ich liebte diesen Wecker, denn es war aufgrund seiner Lautstärke und arrhythmischen Töne der Einzige, der mich wachmachte.

Später kaufte ich mir dann eine Stereoanlage mit Weckfunktion, die meinen Nachbarn fast dazu gebracht hätte, meine Tür aufzubrechen. Den Hahn schenkte ich einer Freundin, die in der Gastronomie arbeitete und aufgrund ihrer ungesunden Arbeitszeiten dringend einen effektiven Wecker brauchte.

Ich war also lange schwer wachzukriegen. Das ist an sich bei jungen Menschen nicht ungewöhnlich. Zahlreiche Fallbeispiele, die ich in meiner abgebrochenen Familientherapieausbildung gehört habe, drehten sich um den morgendlichen Weckkampf zwischen Eltern und ihren schulpflichtigen Kindern. Aber es gibt einige Anhaltspunkte dafür, dass es sich bei mir um einen besonders schweren Fall handelte. Als Schülerin terrorisierte ich meine Mutter mit meinem Wunsch, sie möge mir morgens – selbstverständlich altersgerecht mit Milch und Zucker gestreckten – Kaffee ans Bett bringen. Leistete sie meiner Aufforderung Folge, endete dies ab und zu damit, dass ich mir die Haut am Bauch verbrannte, weil ich mit meiner Tasse voller heißem Kaffee in der Hand wieder einschlummerte.

Abends wusste sie sich manchmal nicht anders gegen meine Nachtaktivität zu helfen, als zum Sicherungskasten zu gehen und den Strom für mein Zimmer abzudrehen. Natürlich hatte ich eine Taschenlampe.

Dabei plagte nicht nur meine Mutter, sondern auch mich selbst die ständige Angst vor meinem Verschlafen. Als ich ungefähr zwölf Jahre alt war, begann ich deshalb, in der Nacht vor wichtigen Terminen – also solchen, die mir wichtig waren, wozu nicht Klassenarbeiten zählten, sondern eher Ausflüge in die Großstadt oder in die Berge – überhaupt nicht mehr zu schlafen. Ich trank einfach eine große Flasche Cola und machte mir um Mitternacht nochmal eine ordentliche Portion Nudeln. In solchen Fällen war es neben Kohlenhydraten vor allem Vorfreude, die mich nachts durchhalten ließ. Ich bin mir bis heute nicht sicher, was mich in anderen Nächten wachhielt. Vielleicht war es meine bis heute teilweise bestehende Unfähigkeit, Gefühle mittlerer Intensität wahrzunehmen. Müdigkeit erkannte ich oft nur, wenn sie bereits als totale Erschöpfung über mich kam. In diesem Zustand konnte ich auch in den unbequemsten Positionen schlafen, auf dem Sitz zusammengekauert in Bus oder Zug und einmal, bei einem besonders langweiligen Programmpunkt einer Klassenfahrt in die damalige Bundeshauptstadt Bonn, sogar im Stehen. Dieses Talent könnte ich auch von meinem Vater geerbt haben, von dem überliefert ist, im Stehen zu schlafen sei das Einzige, das er während seines damals noch mehr oder weniger obligatorischen Wehrdienstes gelernt habe. Gerne hätte ich ihn noch gefragt, ob er sich dazu anlehnen musste oder nicht. Mit etwas Übung kriegt man das sicher auch ohne hin. Als Kleinkind soll ich sogar einmal an der Hand meiner Mama gehend eingeschlafen sein.

Heute ist mein Schlafrhythmus ziemlich regelmäßig, was vor allem an äußeren Verpflichtungen liegt, wie die Kinder abends ins Bett zu bringen und morgens für die Schule zu wecken und selbst pünktlich zu Arbeitsterminen erscheinen zu müssen. Die letzte durchwachte Nacht, an die ich mich erinnern kann, war die vor meiner mündlichen Diplomprüfung. Vor der Vordiplomprüfung waren es noch zwei durchwachte Nächte gewesen, was sich zwangsläufig in der Qualität der Prüfungsleistung niederschlug. Doch immer noch passiert es mir in Zeiten des Umbruchs, sowohl in fröhlichen als auch in eher angstbesetzten, dass ich bis oder schlimmer noch ab drei Uhr morgens knallwach bin. Mittlerweile habe ich mir einige Techniken zugelegt, um wieder einzuschlafen. Dazu gehört, abends zu meditieren, nachts im Bett mit einem Bodyscan aus dem Mindfulness Based Stress Reduction Programm die Aufmerksamkeit auf meinen Körper zu lenken und mir damit gleichzeitig zu helfen, eine entspannte Liegeposition zu finden. Meine Hände unter dem Kopf zu falten, wie dies Kinder in den Bilderbüchern meiner Kindheit stets taten und so die liebevolle Berührung und Verbindung zu mir selbst genießen. Bewusst an unbeschwerte Momente meines Lebens zu denken und mich an die Orte zu fantasieren, an denen sie stattfanden. Oft klappt das besser, wenn ich zum Zeitpunkt des Zubettgehens noch nicht unangenehm müde bin. Wenn ich die Grübeleien meines Gehirns gar nicht abstellen kann, habe ich die Erfahrung gemacht, dass es mir hilft, assoziatives und sprunghaftes Denken zu begrüßen, anstatt zu versuchen, die Gedanken zu ordnen, nacheinander abzuarbeiten oder gar im müden Zustand Probleme lösen zu wollen. Und ganz, ganz selten stehe ich doch um drei Uhr nachts auf und schreibe eine Idee oder einen kurzen Text auf in der Hoffnung, diese danach zu vergessen und abschalten zu können. So sind meine ersten Texte entstanden, die ich aus eigenem Antrieb, also außerhalb von Studium und Arbeit, schrieb. Ich habe allerdings gemerkt, dass ich vorsichtig damit umgehen muss und diese nächtliche Inspiration keinesfalls als Werkzeug meiner Arbeit einsetzen sollte, denn dadurch können sich Schlafstörungen verschärfen. Ausreichender Schlaf ist auf Dauer wichtiger, sonst kann ich die schönste Inspiration nicht umsetzen.

Dieses Kapitel ist übrigens zwischen 8:37 und 9:52 Uhr an einem Freitagvormittag im Oktober geschrieben worden, an dem ich um 5:22 Uhr aufgewacht bin. Das finde ich nicht besorgniserregend, aber doch so früh, dass es mich dazu angeregt hat, über das Schlafen zu schreiben.

Buckeln

Ich war eingeladen worden, bevor die Stelle ausgeschrieben wurde. Der Job schien wie für mich geschaffen. Einen Augenblick lang spekulierte ich, ob er tatsächlich für mich geschaffen worden war. Den Gedanken verwarf ich wieder, so größenwahnsinnig bin ich dann doch nicht.

Jedenfalls war ich von einer Organisation, für die ich oft und gerne freiberuflich gearbeitet hatte, zu einem Vorstellungsgespräch eingeladen worden für eine Stelle, auf der ich in etwa das Gleiche wie bisher hätte machen dürfen, nur eben mit Arbeitslosen- und Rentenversicherung. Es war nicht so, dass ich in Erwartung eines Heimspiels unangemessen entspannt gewesen wäre. Sorgfältig packte ich meine Zeugnis- und Arbeitsprobenmappe und freute mich, endlich einen Anlass zu haben, die Bundfaltenhosen anzuziehen, die ich mir sofort nach meiner Diplomprüfung in Erwartung unzähliger Vorstellungsgespräche gekauft und dann genau dreimal getragen hatte, einmal davon bei der Geburtstagsfeier meiner Schwiegermutter.

Erstaunt blickte ich dann auf das Micky-Maus-T-Shirt, das eine der Personalerinnen trug. Aber das war noch nicht der Zeitpunkt, zu dem ich verloren hatte. Nach etwas freundlicher Plauderei über die Organisation, deren Location und unsere generationenspezifisch ähnlichen Vornamen sowie einem anregenden Fachgespräch über die Tätigkeiten, welche die Stelle beinhalten sollte, fragte mich eine der Chefinnen: „In deinem Lebenslauf sehe ich, dass du immer auf Honorar gearbeitet hast, selbst als Studentin. Kannst du dich denn überhaupt unter eine Chefin unterordnen?" Rückblickend bin ich versucht, hier einen Preis für die blödeste Antwort auszuloben, aber ich glaube, meine bliebe unübertroffen: „Kommt drauf an." Das war nicht als

Standardantwort zum Zeitschinden gemeint, wie sie sich schlecht vorbereitete Studierende vor Prüfungen manchmal gegenseitig empfehlen, sondern es war mein Ernst. „Kommt worauf an?" „Naja, auf die Chefin! Wenn ich sie respektieren kann..." Sogleich dämmerte mir, dass ich damit wohl das Ende einer ohnehin nur in meinen Träumen begonnen Karriere als sozialversicherungspflichtig Beschäftigte, ergo als anerkanntermaßen nützliches Mitglied der Gesellschaft, besiegelt hatte. Und weil meine Mutter, als wir noch auf dem Land lebten, zu sagen pflegte: „Ist der Ruf erst ruiniert, lebt sich's gänzlich ungeniert!", nutzte ich gleich die Gelegenheit, das anwesende Personalauswahlkomitee darüber aufzuklären, wie aus meiner Sicht eine gute Chefin sei. Was eine Person, die um ein Haar meine Kollegin geworden wäre und sichtlich froh war, dies nicht geworden zu sein, zu einem Vortrag über Respekt inspirierte mit der Kernaussage, dass doch eigentlich jeder Mensch Respekt verdiene und nicht nur Chefens und dass sie niemals mit jemandem zusammenarbeiten könne, der nicht alle Menschen respektiert. Ich glaube, ich sagte noch „danke für das nette Gespräch". Niemand sagte „wir melden uns bei dir".

Nun laufe ich erwiesenermaßen Gefahr, jedes Vorstellungsgespräch in den Sand zu setzen, bin aber auch nicht so blöd, um auf das Argument der Beinahe-Kollegin reinzufallen, welches die doppelte Bedeutung des Wortes „Respekt" verkennt. Es gibt nämlich sehr wohl einen Respekt zur Seite, der die Achtung der Würde, Rechte, Bedürfnisse, Werte und Individualität beschreibt, die für das Zusammenleben verschiedener Menschen unabdingbar ist und gegen dessen Verweigerung ich ein Berufsleben als Antidiskriminierungstrainerin und als Aktivistin lang angekämpft habe. Und dann gibt es einen Respekt nach oben, der verschiedene Abstufungen kennt und mit dem die Achtung, die Vorsicht, manchmal auch die Selbstlosigkeit und der vorauseilende Gehorsam gemeint ist, mit dem Untergebene oder Unterworfene hierarchisch höherstehenden Personen begegnen und dessen Ausübung – wie von der Chefin im Vorstellungsgespräch richtig erkannt, die ja auch von „Unterordnen" sprach – leider nicht zu meinen Fähigkeiten gehört. Hätte die Chefin gefragt, ob ich in der Lage bin, Anweisungen auszuführen, Abgabetermine einzuhalten, Kritik anzunehmen, vor Entscheidungen mit meinen Vorgesetzten Rücksprache zu halten und mich trotz selbstständiger Erledigung meiner Aufgaben immer zu fragen, ob mein Tun auch in ihrem Sinn ist, hätte ich all das begeistert bejahen können. Meine Ansprechpartnens bei zufriedenen Kundens, zu denen auch viele hierarchische Organisationen gehören, würden dies bestätigen. Ein gewisses Maß an Arbeitsteilung empfinde ich wie viele Menschen als entlastend, da ich mich dann besser auf meine inhaltliche Tätigkeit konzentrieren kann. Und mich an Regeln zu halten, stellt für mich als Autistin sowieso kein Problem dar. Ich bleibe sogar an roten Ampeln stehen, nicht nur als Fußgängerin, sondern auch mit dem Fahrrad.

Allerdings muss sich mir der Sinn der Regeln, die Substanz der Kritik und die Kohärenz der Entscheidungen erschließen. Ich buckele nicht vor Leuten, nur weil sie lebensälter, männlicher, dienstälter oder ranghöher sind als ich. Wer jetzt hier Feminismus oder linkes Rebellinnentum wittert, liegt leider falsch. Die Wahrheit ist: Ich kann einfach nicht anders. Ich kapiere Hierarchie nicht. Ich musste mich schon jahrelang beruflich mit interkultureller Kommunikation beschäftigen, um zu lernen, dass es so etwas wie einen hierarchischen Kommunikationsstil gibt und woran man diesen erkennt. Ein einfaches Beispiel für den hierarchischen Kommunikationsstil ist, wenn Lehrens Schülens duzen und diese nicht zurückduzen dürfen. Soll ja früher auch bei Chefens vorgekommen sein. Als nun in der zehnten Klasse dens Lehrens uns verkündeten, dass sie uns ab jetzt mit „Sie“ anreden müssten, machte ich als einzige Schülerin kein enttäuschtes Gesicht und sagte nicht „och nöö, das ist doch nicht nötig“. Ich war froh über diese Regel, die ein bisschen mehr Distanz und Augenhöhe schaffte. Tatsächlich setzten die Lehrens sich dann auch öfter hinter ihr Pult statt darauf. Nun lasen aber einige meiner Mitschülens in meine Begrüßung der neuen Regel Arroganz rein, so als hielte ich mich für was Besseres und wollte unbedingt nach Chefinnenart respektiert werden. Aber nein, mir ging es um den Respekt zur Seite, um eine gegenseitige Anrede, die Beleidigungen, Herabwürdigungen und Kritik an der ganzen Person unwahrscheinlicher macht als das distanzlose „Du“.

Aus demselben Grund siezte ich später meine Studierenden, bis zu viele von ihnen mich baten, damit aufzuhören. Doch immer wieder ertappe ich sie dabei, wie sie mich nicht zurückduzen, was in mir immer ein unangenehmes Gefühl auslöst, weil ich mir dann vorkomme wie ein old school Chef oder Lehrer.

Seitdem ich begriffen habe, dass ich Hierarchien nicht immer schon rundweg abgelehnt habe, sondern einfach hierarchisch unmusikalisch bin, ist vieles für mich leichter geworden. Ich schäme mich nun einerseits nicht mehr dafür, dass ich, obwohl politisch eher zu einer Art demokratischem Sozialismus tendierend, persönlich doch lieber individualistisch und anarchisch handle. Andererseits schätze ich, dass gerade mein naiv-erstaunter Blick auf hierarchische Strukturen und deren kommunikative Bestätigung durch die Beteiligten mir hilft aufzuzeigen, welche Hierarchien in Gesellschaften, Organisationen, Familien und auch vermeintlich basisdemokratischen Grüppchen überholt, unnütz, schädlich, lächerlich und jedenfalls nicht mit Respekt vor jedem Menschen vereinbar sind.

Ich selbst wäre übrigens eine lausige Chefin. Das vermute ich, da ich aufgrund meiner schnell erworbenen Fachkompetenz in verschiedenen Bereichen immer wieder in Positionen gerate, in denen ich irgendeine Gruppe oder ein Projekt koordinieren muss und daran beinahe verzweifle. Es liegt mir einfach nicht. Es fehlt nicht am Verantwortungsbewusstsein, es fehlt nicht an der Entscheidungsfreude, es fehlt nicht an der Kritikoffenheit und auch nicht am guten Kontakt zu den einzelnen Kollegens. Es fehlt am Willen zur Hierarchie und an der Hierarchiekompetenz, die anscheinend auch eine Art Sozialkompetenz ist.

Gebären

„Plopp“ machte es und das Baby flutschte heraus. Naja gut, es war nicht wirklich ein Plopp-Geräusch zu hören. Aber hätte jemand die Geburt meines biologischen Kindes als Comic dargestellt, hätte da mit Sicherheit „Plopp“ gestanden, um die schwung- und druckvolle Bewegung zu beschreiben, mit der es sich seinen Weg an die Luft bahnte.

Es war also eine leichte Geburt, so unverschämt leicht, dass ich mich danach kaum traute, jemandem davon zu erzählen. Denn ich hörte von anderen überwiegend Geschichten von schmerz- und leidvollen, stunden- oder tagelang dauernden Entbindungen oder Kaiserschnitten. Dabei hätte ich eigentlich so gerne meine Geschichte erzählt, um anderen Schwangeren und vor allem den autistischen unter ihnen Mut zu machen.

Tagelang schon hatte ich Vorwehen gespürt, die mit den Schmerzen am ersten Tag meiner Menstruation vergleichbar waren. Eines Nachts wurden die Schmerzen stärker, sie erinnerten mich an meine erste Periode mit zwölf Jahren, als ich bei besonders starken Krämpfen am liebsten die Tapete von den Wänden gekratzt hätte und zumindest deren vertrauten Anblick nur noch schwer ertragen konnte. Den Unterschied aber machte die Vorfreude auf das ersehnte Kind und die Neugier auf die Action, die bevorstand. Ja, ich war tatsächlich nicht imstande, außer Freude auch noch die übliche Furcht zu empfinden, was nicht bedeutete, dass mir mögliche Gefahren nicht bewusst waren, sonst hätte ich mich nicht für eine Geburt im Krankenhaus entschieden.

Irgendwann fuhren mein Partner und ich dann auch da hin, da ich das Gefühl hatte, es müsste bald so weit sein.

Freudig-gespannt spazierte ich herein, doch ich wurde nach einer kurzen Wehenmessung wieder nach Hause geschickt. Ich sollte erst wiederkommen, wenn die Wehen stärker und alle fünf Minuten eintraten, doch dazu kam es nie.

Zuhause tanzte ich die Wehen zu Cumbia- und Bollywood-Musik weg. Als es in meinem Körper so stark arbeitete, dass ich meine eigenen Bewegungen nicht mehr derart kontrollieren konnte, baute ich mir eine Art Nestchen aus Kissen, um meine Knochen möglichst locker zu betten, damit die Spannung der Wehen durch sie hindurchfließen möge.

Erstaunlich vielfältige Empfindungen überkamen mich an Stellen in meinem Körperinnern, die ich bis dahin nie oder selten gespürt hatte. Die Schmerzen waren da, sie blieben aber erträglich. Irgendwann ging der rosa-weiße Schleimpropf ab, den ich erstmal googeln musste, weil ich bis dahin nie etwas davon gehört hatte. Meine Hebamme hatte nur gesagt, wenn etwas Grünes rauskäme, solle ich sofort den Krankenwagen rufen. Ansonsten ging sie wohl davon aus, dass Gebärende automatisch ab einem gewissen Schmerzlevel ins Krankenhaus gehen, den ich jedoch nie erreichte. Kurz darauf platzte die Fruchtblase und ich musste nach meinem Mann und meinem bereits erwachsenen Sohn rufen, damit diese mich ins Krankenhaus brächten. Während ich mir mit deren Hilfe Hose und Mantel anzog – diese Hilfe brauchte ich, weil ich bereits den Kopf des Babys spürte und meine ganze Kraft darauf konzentrierte, es erstmal drin zu behalten – fragte ich meinen Mann, ob er mir nicht noch ein paar Käsebrote belegen könne. Ich dachte angesichts der bevorstehenden Anstrengung könnte ich etwas Proviant gebrauchen. Ich weiß nicht mehr, ob er damals schon so schallend gelacht hat wie bei den unzähligen Malen, die er später die Geschichte erzählte. Jedenfalls war die Tatsache, dass ich von Käsebroten redete, während ich zugleich schon den Kopf des Babys spürte, der einzige Beleg dafür, dass ich trotz mangelhaften Schmerzempfinden und Schmerzperformance sehr angestrengt war.

Im Aufzug des Krankenhauses hatte ich schon wieder das Gefühl, mich anstrengen zu müssen, damit das Baby noch kurz drinbleibt. Im Kreißsaal angekommen wollte ich mir schon die Hose runterziehen, als die Hebamme mich bat, doch erstmal aufs Bett zu krabbeln. Ich brachte mein Baby dann im Doggy-Style zur Welt und kann diese Gebärposition nur empfehlen. Ich spürte, dass das Baby einen ziemlich großen Kopf hatte und ich spürte jedes einzelne Haar darauf, aber das war‘s. Keine Schmerzen oder jedenfalls keine, die ich als solche empfand. Nicht die kleinste Verletzung.

Dafür ein wunderschönes, supersüßes und zartes Baby, das sichtlich erstaunt schien, dass alles so schnell gegangen war, und ein bisschen guckte wie im falschen Film gelandet.

Als die Hebamme mich fragte, wie es sein könne, dass ich kaum Schmerzen bei der Geburt empfunden oder zumindest keinen großen Unterschied zu Menstruationsschmerzen gespürt hatte, schob ich das auf meine Kampfsporterfahrung, die mir Kraft und Kontrolle über meinen Körper verliehen hatte. Das stimmt auch, doch zur Wahrheit gehört außerdem, dass ich auch in der Vergangenheit wenig Unterschied zwischen einem blauen Fleck und einem tiefen Schnitt ins Fleisch verspürt hatte. Damals wusste ich noch nicht, dass man das Hyposensitivität nennt und dass es ein Element meines Autistisch-Seins ist. Was ich wusste, war, dass ich im Gegensatz zu körperlichem Schmerz Freude sehr stark empfinden und damit vieles andere ausgleichen kann.

Zu den Müttern, von denen man immer wieder in der Zeitung liest, die ein paar Tage nach der Geburt schon wieder in Kostüm und High-Heels zur Arbeit stolzieren, gehörte ich allerdings nicht. Dass ich wenig Schmerzen spüre und sie nicht zeige, heißt nicht, dass mich etwas nicht anstrengt. Ich wollte meinem Baby und mir danach erstmal ein paar Wochen Ruhe gönnen und verließ das Schlafzimmer nur zu ganz wichtigen Terminen. Bis der Kleine anfing, seine Stoffsonne an der Schlafzimmerwand und bald auch mich, seinen Papa, seinen Bruder und seine Oma anzulächeln. Aber das ist eine andere Geschichte.

Spielen

Die Schach-Großmeisterin Judit Polgár ist im gleichen Alter wie ich. Das habe ich mit einer Mischung aus Demut und Wehmut in der Zeitung von gestern gelesen. Judit Polgár ist die beste bekannte weibliche Schachspielerin. Sie war mit fünfzehn Jahren die jüngste Schach-Großmeisterin aller Zeiten und hat später einmal gegen das Schachidol meiner Kindheit Garri Kasparow gewonnen, allerdings nur eines der zahlreichen Spiele der beiden gegeneinander. Judit Polgár spielte seit ihrer Jugend nur bei Männerturnieren mit, weil sie für Frauenturniere ‚zu gut' war. Natürlich wird sie in jedem Interview gefragt, wie sie das als Frau geschafft hat, was Frauen für Schach tun können und was Schach für Frauen tun kann. Sie antwortet darauf immer sehr ausgeglichen und ausgewogen. Und dennoch kann ich mich nicht zurückhalten darüber zu fantasieren, wie hart dieser Weg für Judit Polgár gewesen sein muss.

Schach war das einzige Spiel, das mich jemals interessiert hat. Die Mischung aus Logik, Kombination, Strategie, Ästhetik und Kreativität fesselte mich schon recht früh. Als Sechsjährige konnte ich Stunden bei einer Schachpartie mit meinem Papa verbringen. Ich genoss es maßlos, gründlich über dem nächsten Zug zu brüten, während er geduldig zusah, mir Tipps gab oder, wenn ich besonders lang brauchte, zwischendurch in die Zeitung guckte. Erst knappe vierzig Jahre später konnte ich diese Erfahrung wiederholen. Als mein jüngeres Kind sechs Jahre alt war, verbrachten wir ebenfalls ganze Tage mit Schachspielen. Das Kind probierte verschiedene Varianten aus, mich zu besiegen, die ich selbstverständlich alle zuließ. Selbst als das Kind eine Phase hatte, in der es nicht nur das Spiel nicht verlieren, sondern auch gar keine seiner Figuren schlagen lassen wollte, nahm ich diesen engen Rahmen als kreative Herausforderung an und versuchte mit allen Mitteln, möglichst lange im Spiel zu bleiben oder später, ihm Patt-Fallen zu stellen. Wie ich in seinem Alter liebt auch mein Kind das angriffslustige Spiel Garri Kasparows, dessen Partien wir gerne nachspielen. Wie ich früher baute auch das Kind emotionale Beziehungen zu einzelnen Schachfiguren auf, die in ihrem Tanz über das Brett fast lebendig zu werden scheinen. Während mein Kind die mächtige Dame liebt und am liebsten auf Bauernumwandlung[2] in Damen spielt, haben es mir die frechen Springer und die furchtlosen Bauern angetan. Nach einem solchen Tag kann ich abends vor lauter kognitiver Anstrengung kaum noch sprechen und gehe müder ins Bett als nach einem Arbeitstag. Im Moment des Einschlafens werden die Springer auf dem Schachbrett in meinen Träumen zu echten Pferden und überspringen elegant Menschen und Türme.

Nach dem frühen Tod meines Vaters hatte mir lange ein Spielpartner im Schach gefehlt. Zwar versuchte meine Mama mich darin zu unterstützen, meine Leidenschaft weiter auszuleben, aber sämtliche Versuche scheiterten. Zunächst ging ich zu einem Treffen der Schach-AG meiner Schule. Als ich noch im Türrahmen stand, brüllte mir schon ein aggressiver Mob aus Jungs und, nach meiner damaligen Wahrnehmung, jungen Männern entgegen, ich solle wieder rausgehen. Weil ich ein Mädchen war. Der Lehrer sah zwar offenbar ein, dass es zu seinem Job gehörte, körperliche Gewalt zu verhindern. Aber es war ihm deutlich anzumerken, dass meine Courage, überhaupt zur Schach-AG anzutreten, ihn mehr erstaunte als die Reaktion seiner männlichen Schützlinge. Er sprach also folgendes Urteil: Ich solle gegen den jüngsten der männlichen Schachspieler, der in meiner Klasse war, in einer Runde Blitzschach antreten. Würde ich gewinnen, dürfte ich bleiben, würde er gewinnen, müsste ich gehen. Das ganze natürlich unter den Augen aller johlenden Jungs. Das Ergebnis dieser Partie war vorhersehbar. Ich hatte noch nie in meinem Leben gegen die Uhr gespielt und wusste nicht einmal genau, wie diese funktionierte.

2 Bauernumwandlung: Wenn ein Bauer, eine Schachfigur mit sehr begrenzten Zugmöglichkeiten, die gegnerische Grundreihe erreicht, kann er in eine Figur mit mehr Möglichkeiten umgewandelt werden, meist in eine Dame. Dies vor der Endphase des Spiels herbeiführen zu wollen entspricht einem sehr offensiven Spielstil.

Mein Gegner hatte dies schon ein ganzes Schuljahr lang in der Schach-AG geübt. Ich musste also gehen.

Daraufhin kaufte meine Mama mir einen Schachcomputer. Das war aber nicht das Richtige für mich. Denn auch die zwischenmenschliche Erfahrung beim Schach hatte ich genossen, das geteilte konzentrierte Schweigen, die gemeinsame Freude am Spiel, den gegenseitigen Respekt zweier schon sehr guter Spieler oder die gemeinsame Freude am Lernen zweier Spielender, die das Spiel nach und nach begreifen. Außerdem waren die Schachcomputer damals, mehr als ein Jahrzehnt bevor der Computer Deep Blue gegen den damaligen Weltmeister Kasparow gewann, zwar noch von Menschen zu besiegen, aber nicht von mir. Ich weiß, es gibt Kinder, die so etwas schaffen. Mein Sohn gehört dazu. Aber ich halt nicht.

Denn auch das gehört zu Wahrheit: Ich bin keine Judit Polgár und ich wäre nie eine geworden. Judit Polgár wurde von ihren Eltern gezielt im Schach gefördert und hatte Schwestern, mit denen sie spielen konnte. Aber auch unter diesen Bedingungen wäre ich nie so gut geworden, vielleicht nicht einmal gut. Mir fehlte dazu der Mut, die Durchsetzungskraft, der unbedingte Wille zum Gewinnen, aber auch das Talent und die Fähigkeit, strategisch weit im Voraus zu planen und die Züge meiner Gegner zu antizipieren. Ich bin keine gute Schachspielerin. Deshalb werde ich auch wahrscheinlich nie wieder mit Menschen außerhalb der Familie spielen. Mein Partner, der nie zuvor Schach gespielt hatte und sich noch nicht einmal die Regeln richtig merken konnte, gewann innerhalb von zwei Wochen Partien, die ich verloren hätte, weil er seine Gegner besser einschätzen konnte als ich. Menschen denken ja oft, wenn man etwas gerne macht, macht man es auch gut und umgekehrt. Bei mir jedenfalls ist das nicht immer so.

Einerseits freue ich mich darüber, dass ich etwas immer noch lieben kann, auch wenn es mich scheinbar nicht zurückliebt. Andererseits ist es mir peinlich, ausgerechnet in einer Sache, die ich so gerne mag, nicht besonders gut zu sein. Noch unangenehmere Gefühle löst das Erforschen möglicher Ursachen in mir aus: Macht sich hier nicht mein, autistischen Menschen oft zugeschriebenes, Defizit in ‚kognitiver Empathie' bemerkbar? Und wenn es sich beim Spiel so stark auswirkt, wirkt es sich in meinem Alltag nicht auch stärker aus, als ich mir bewusst bin? Tatsächlich habe ich den Eindruck, dass ich das mit der Empathie und dem Perspektivwechsel im echten Leben inzwischen ganz gut hinkriege, dank jahrelanger Beschäftigung mit psychologischen Themen und meiner Lebenserfahrung, die mich mittlerweile zu fast jeder Situation eine Parallele aus eigenem Erleben finden lässt. Aber im Spiel strengt mich das zu sehr an, um es dauerhaft durchzuhalten. Es wird dann zu Arbeit. Ein weiteres Problem ist, dass ich mich nicht dazu bringen kann, um jeden Preis gewinnen zu wollen. Entweder ein Spiel interessiert mich nicht, dann kann ich es auch nicht so ernst nehmen, dass mir ein Sieg wichtig wäre. Oder das Spiel begeistert mich so sehr, dass ich es um seiner selbst willen betreibe und auch beim Verlieren Mitfreude mit meinem Gegenüber empfinden kann.

Das umgekehrte Problem kenne ich allerdings auch: In etwas, das einen nur mäßig interessiert, so gut zu sein, dass es schon wieder peinlich ist. Das trifft auf mich zum Beispiel bei Quizspielen zu. Ich werde nie vergessen, wie meine Clique und ich eines Abends bei einer Geburtstagsfeier eines Freundes sehr viele Runden Trivial Pursuit spielten und die anderen zunehmend fasziniert, aber auch leicht belustigt zu sein schienen, weil ich so vieles wusste. Ich fing dann an, absichtlich falsche Antworten zu geben oder so zu tun, als fiele mir nichts ein. Irgendwie müssen meine Freunde das aber an meinem Gesichtsausdruck gemerkt haben, denn sie ließen nicht locker, bis ich mit der – fast immer richtigen – Antwort rausrückte. Selbst meine gravierenden Lücken in den Sparten „Sport" und „Unterhaltung" sind nicht so umfassend, dass sie mich davor hätte retten können, das Spiel nur aufgrund meines, anscheinend wahllos Informationen speichernden, Gedächtnisses wider Willen zu gewinnen.

Seit dieser Erfahrung passe ich echt auf, was ich in mein Gehirn lasse, das so schwer vergisst.

Arbeiten

„Alle anderen Kinder helfen zuhause, nur Du nicht", hörte ich oft als Kind. Es schien mir nicht ganz zu stimmen, denn ich goss die Blumen, klaubte Steine aus den Gartenbeeten und bereitete mir bei Bedarf selbst eine kleine Mahlzeit zu. Schließlich hatten wir keinen Kartoffelacker, der die Mitarbeit der ganzen Familie erfordert hätte. Aber ich tat tatsächlich nichts davon aus eigenem Antrieb oder weil ich erraten hätte, was meine Eltern von mir wünschten. Mich musste man schon mit Argumenten überzeugen wie dem, dass Blumen nicht gegossen eben eingehen. In der Schule wurde „alle anderen müssen lernen, nur Du nicht" eher als Kompliment angebracht, bis es dann eines Tages nicht mehr stimmte und mein bis dahin perfektes Gedächtnis in der Pubertät erstmals versagte. Das brachte mich aber nicht dazu, plötzlich mit dem Lernen zu beginnen. Wenn ich wenig oder nichts in einer Klassenarbeit wusste, gab ich eben ein leeres Blatt ab. Heute weiß ich, dass so was teilweise als Indiz für „antisoziales Verhalten" gewertet wird. Und ja, ich war faul und egoistisch genug um während des Rests der Stunde, in der meine Klassenkameradens ihre Aufgaben lösten, die Stille zu genießen, zum Fenster rauszuschauen, die Wolken zu beobachten und so meine Energie zu sparen, von der ich für den Rest des Tages in einem vollen Klassenzimmer noch genug brauchen würde. Es hat mich nie jemand gefragt, wieso mir das Nichtstun so wichtig war, dass ich dafür regelmäßig meine Versetzung gefährdete. Zum Lernen brachte mich dann erst wieder ein gutes Argument wie das, dass mir ohne Abitur wahrscheinlich nur ein Job im sozialen Bereich offenstände, wo ich jetzt komischerweise trotzdem gelandet bin.

Meine Mitschülens und Lehrens revidierten ihr Bild von mir erst nach dem letzten Unterrichtstag und am letzten Tag, an dem ich die Schule überhaupt betrat, nämlich beim

Abi-Streich. Nachdem ich gegen zwölf Uhr nachts meine zögerlichen und schon leicht schläfrigen Peers daran erinnert hatte, dass wir uns doch vorgenommen hatten, die Türen der Schule zu verbarrikadieren und gar zuzumauern, und, als diese immer noch zögerten, einfach mal damit anfing und langsam Nachahmerinnen fand, hörte ich von verschiedenen Leuten anerkennend: „Du bist ja gar nicht so faul, wie ich dachte". Ich gebe zu, man könnte in meine damalige Tatkraft alles mögliche reininterpretieren außer Arbeitseifer. Doch interessanterweise schien niemand mein Handeln als plumpe Racheaktion zu verstehen gegenüber einer Schule, von der ich mehrmals suspendiert und mit Rauswurf bedroht wurde und an der mehrerens Lehrens immer, wenn sie mich meinten, „solche Leute wie Du" sagten. Nein, meine Mitschülens schienen zu verstehen, dass mir die selbstbestimmte Aktivität in diesem neu entstandenen Freiraum einfach Spaß machte. Außerdem war es mir wichtig, einen einmal gefassten Plan durchzuziehen. Es wurde die größte und längste Party, die an dieser Schule bis dahin gefeiert wurde und mit mir wollten auf einmal Leute reden, denen ich bis dahin kaum einen verzogenen Mundwinkel wert war. Mein bescheidener Beitrag zur Abizeitung erfuhr ebenfalls große Anerkennung, sogar von einem Deutschlehrer, bei dem ich regelmäßig leere Blätter abgegeben hatte.

Nun hatte ich also gelernt, dass ich mich durch Arbeit auf einen Schlag beliebt machen konnte. Genau genommen hatte ich das schon früher praktiziert, aber entweder unbewusst oder mit kaum messbaren Erfolgen. So hatte ich bereits in der Grundschule versucht, meine Mitschülens für die Rettung von Kröten und die Abschaffung der Sommerzeit zu agitieren und dafür eigens einen Info-Koffer und eine Zeitschrift gebastelt. Das galt zwar nicht als „faul", aber als „egoistisch", als hätte ich versucht, mich damit in den Vordergrund zu drängen und mir einen Vorteil zu verschaffen. Auch hatte ich mir seit Jahren warme Mittagessen verdient, indem ich für andere Schülens kochte, bei denen die Eltern mittags nicht zu Hause waren. Aber auch das konnte unter „egoistisch" verbucht werden, denn ich bestand ja darauf, mitzuessen.

Aber ich glaube, die Verknüpfung in meinem Gehirn „nur wenn Du ganz viel machst, finden Dich die Leute sympathisch“ ist in jener Abi-Streich-Nacht entstanden. So ging ich fast schon bewusst ähnlich einseitige Freundschaften ein wie die, in die ich früher oft ungewollt geraten war.

Jahre später, nachdem ich an der Uni sogar einige Freundschaften aufgebaut hatte, die auf gemeinsamen Unternehmungen und Gesprächen beruhten und nicht darauf, dass ich ständig etwas für die andere Person erledigte, vertrauten mir zwei dieser guten Freunde an, dass sie mein Pensum an Aktivitäten ungewöhnlich hoch fänden. Das rückte mein Selbstbild, in dem immer noch „(grundsätzlich) faul und egoistisch“ gespeichert war, zurecht. Als Arbeit hätte ich das meiste, was ich tat, allerdings nicht bezeichnet, dazu strengte es mich körperlich nicht genug an. Bis zum Burnout, nach dem mir klar wurde, dass ich wirklich fauler sein und mehr zu mir selbst stehen sollte, mehr auf meine Stärken aufbauen und weniger versuchen, alles zu machen was andere können und dazu noch das, was ich kann.

Studieren

Universitäten seien „geschützte Werkstätten für die sozial Herausgeforderten“ schrieb der Psychiater und Autistenversteher Dr. Tony Attwood. Auf Deutsch verkürzt übersetzt habe ich das einmal als „Behindertenwerkstätten für Asperger“ gelesen. An diesem Satz stört mich vieles.

Erstens findet in sogenannten Behindertenwerkstätten keine Beschäftigungstherapie mit erbaulichen Bastelarbeiten statt, sondern Menschen stehen dort auch heute noch, im Jahr 2024, teilweise für rund einen Euro pro Stunde an der Drehbank. Zweitens ist die Trennung von gewöhnlichen Autistens und „Aspergern“, deren intellektuelle Leistungsfähigkeit sich gut ausbeuten lässt, auch wenn sie ansonsten ihren Mitmenschen auf die Nerven gehen, menschenverachtend. Zu Hans Aspergers Zeiten hatte diese Sortierung nach wirtschaftlicher Verwertbarkeit tödliche Folgen, an denen er selbst beteiligt war. Aber auch wenn man den Satz sinngemäß umformulieren würde zu einer Aussage wie: Hochschulen bieten ein reizarmes Arbeitsklima und Aufstiegschancen für Menschen, die sich gerne auf eine Sache konzentrieren, dann erscheint er zwar plausibel. Er entspricht aber nicht meiner Erfahrung.

Auch meine Hoffnungen hefteten sich an dieses Bild der Uni, wo interessierte und engagierte Menschen sich in Bücher voller Fakten und Weisheiten vertiefen, um sie danach ausführlich und respektvoll in altehrwürdigen Seminarräumen oder bei schwarzem Kaffee im Schwarzen Café zu diskutieren. Allerdings habe ich dies häufiger in studentischen Polit-Gruppen erlebt als in Seminaren. Nach einer langen und überwiegend als unangenehm empfundenen Schulzeit kam ich an die Uni in der Erwartung, dort zu bleiben. Ich wusste bereits, dass ich gut sein konnte in

Dingen, die mich wirklich interessierten, und deshalb wählte ich mein Studienfach vor allem nach dem Kriterium größtmöglicher Wahlfreiheit aus. Mit Politikwissenschaft fand ich ein Fach, das damals, nur eine einzige Pflichtveranstaltung hatte, den Statistikkurs, den ich tatsächlich erst beim dritten Anlauf bestand. Nicht alle Autistens sind gut in Mathe, selbst dann nicht, wenn sie, wie ich, Zahlen grundsätzlich mögen. Der Preis für diese Freiheit war, dass es auch keine anständige Methodenausbildung gab.

Studierende mussten sich damals noch ihren ganzen Stunden- und Studienplan und auch den Großteil ihres Wissens selbst zusammen puzzeln. Dies war einerseits Luxus für eine freiheitsliebende und detailverliebte Person wie mich. Andererseits war es eine Überforderung, da die Struktur des Studiums die Nachteile meiner autistischen Denkweise spiegelte. Es war einem selbst oder dem Zufall überlassen, der einen eines Tages vielleicht mit einer besonders gnädigen und didaktisch versierten Lehrperson zusammenbrachte, sich die Zusammenhänge zwischen den isoliert voneinander gelehrten Wissens- und Kompetenzbausteinen zu erschließen. Und ich sage das nicht, weil ich etwa die Grundlagenvorlesungen geschwänzt hätte. Nein, ich habe sie fast alle zweimal besucht, da es mich immer wieder faszinierte, dasselbe Thema aus der Perspektive einer anderen Lehrperson zu hören. Insofern fand ich es gut, als gegen Ende meiner Studienzeit tatsächlich eine strukturiertere Grundlagenausbildung eingeführt wurde. Mir wäre es trotzdem lieber gewesen, dies wäre als freiwillig anzunehmendes Angebot konzipiert worden, denn als flankierende Maßnahme zu Sanktionen für Langzeitstudierende, deren „kulturprägender Wirkung“, so oder so ähnlich Diedrich Diederichsen, von der das Berlin der 1980er und 1990er Jahre durchdrungen schien, ich wirklich nur manchmal nachtrauere.

Neben der Orientierung in einem Wald von Details stellte mich das Studium noch vor ganz andere Herausforderungen: Im ersten Semester verbrachte ich zwei Stunden damit, meinen Seminarraum in dem mit alphabetisch ausgezeichneten und nummerierten Gängen und Straßen versehenen Uni-Hauptgebäude namens Rostlaube zu suchen.

Als ich ihn gefunden hatte, verließen meine Kommilitonens ihn gerade. Das Seminar war bereits vorbei. Im zweiten Semester reichte ich eine Hausarbeit bei einem Prof ein und bekam nie den Schein oder die Note dafür. An der Tür seines Büros hingen keine Sprechstundentermine aus und das Lesen von E-Mails wurde damals von vielen Profs als unter ihrer Würde angesehen.

Also gab ich auf. Ich dachte, meine Arbeit sei wahrscheinlich so schlecht gewesen, dass er sich deshalb nicht bei mir meldete. Erst Jahre später erfuhr ich, dass er ab und zu solche Dinge vergaß und es angebracht gewesen wäre, nachzuhaken. Als ich bereits fünfzehn von zwanzig Hausarbeiten nach dem Trial-und-Error-Prinzip mit schwankendem Erfolg geschrieben hatte, erklärte mir endlich eine Professorin, wie man eine Hausarbeit schreibt – nicht ohne mich zuvor dafür zu schelten, dass ich zugegeben hatte, dies nicht zu wissen. Ihre Kritik bezog sich nicht in erster Linie auf mein Unwissen, sondern auf meine Ehrlichkeit.

Woran ich mich gerne erinnere: Die dreitägigen Symposien meiner Lieblingsprofessorin Gerburg Treusch-Dieter, die unerreicht war in der Kunst, unsere Neugier und Kreativität anzuregen, wertzuschätzen und Menschen und Themen zusammenzuführen, anstatt sie künstlich getrennt zu halten, wie es an der Uni so häufig vorkommt. Die extrem strukturierte Vorlesung über Strukturalismus in einem Politologieseminar meiner zweiten Lieblingsprofessorin Brigitte Kerchner, bei der andere abschalteten und ich aufwachte. Die Vorlesungen von Gisela Bock zur Täterinnenschaft von Frauen im Nationalsozialismus – damals, ein feministischer Tabubruch, oft noch euphemistisch „Mittäterschaft" genannt –, zu Kolonialismus und Abolitionismus. Wie diese drei Professorinnen Uni-Bluffer, die nur vorhandenes Wissen downloadeten, durch einfache Nachfragen behutsam enttarnten und somit den Raum für das unsichere, tastende und gemeinsame Suchen nach tieferen Einsichten öffneten.

Blockseminare zu Rassismus und Antirassismus, an denen damals nur fünf Leute teilnahmen, an deren Namen und Gesichter ich mich bis heute erinnern kann. Lektüren von bell hooks, Angela Davis und Judith Butler im Park, die mir sowohl Kraft als auch Worte für mein Unbehagen angesichts meiner *weißen* deutschen, klassistischen und cis-hetero Privilegien und der Privilegierung dieser Perspektiven an der Uni gaben. Meine eigenen schriftlichen Arbeiten, durch die ich schmerzliche Lebenserfahrungen verstehen konnte. Die Ausgrenzung und Überlastung, die meine alleinerziehende, chronisch kranke und durch Beruf, mich und die Pflege ihres Vaters überarbeitete Mutter und ich durch die in meiner Jugend geltenden Familiennormen und Arbeitszeitgesetze erlebten und die sich im *weißen* Mittelschichtsfeminismus nicht abbildete. Meine spätere Erfahrung, trotz scheinbar veränderter Familienbilder als soziales Elternteil abgewertet zu werden. Meine Erfahrung mit, auch gewaltvollem, Sexismus, den ich in meine Lebensgeschichte und die Rechtsgeschichte einordnen konnte. So fand ich Worte, um meine Erfahrungen zu benennen und nebenbei ein bisschen zu verarbeiten, auch wenn es damals noch schwer vorstellbar gewesen wäre, offen damit umzugehen, dass es sich tatsächlich um eigene Erfahrungen handelte.

Lalieren

Vor dem Schreiben von Kapiteln übers Sprechen und andere Arten, Laute mit dem Mund zu erzeugen, hatte ich ein bisschen Angst. Es fühlte sich so an, als würde mir etwas wie ein zu eng gebundener Schal die Kehle einschnüren, oder als würde ich Silben mit meinem Mund bilden, aber nicht genug Atemluft haben, um daraus hörbare Worte zu erzeugen. Diese Gefühle kenne ich gut. Doch dann spazierte ich über die Wiese ins Büro, und im Rhythmus meiner Schritte und im Zwiegespräch mit dem Gezwitscher der Vögel an diesem sonnigen Wintermorgen entstanden klingende Silben in meinem Kopf.

Als Kind erfreute und beruhigte ich mich oft, indem ich interessante oder angenehme Silbenkombinationen vor mich hinsagte, zum Beispiel das an Gitarrengeschrammel erinnernde „Ramma-lamma, Schramma-lamma“ oder das wie sanft über die hohen Klaviertasten hüpfende Finger klingende „Bibbili-babbili-blubbili-schnubbili“. Ehrlich gesagt würde ich es vielleicht heute noch tun, wenn ich nicht im Alter von ungefähr fünf Jahren begriffen hätte, dass ich dann für komplett „gaga“ – auch so eine wunderschöne Silbenkombination! – gehalten würde. Heute weiß ich, dass es zumindest gute Aufwärmübungen für die Stimme gewesen wären, die ich in meinem jetzigen Beruf dringend gebraucht hätte. Ich benutzte diese Silben nicht als Ersatz für Worte, denn ich konnte nach Aussage meiner Mutter und nach meiner eigenen Erinnerung sehr früh sprechen. Sie hatten keine Bedeutungen, das heißt, sie verwiesen nicht auf etwas anderes. Ich erfreute mich an ihrem Klang und daran, wie sie sich in meinem Mund anfühlten. Sie halfen mir, meiner Zeit einen Rhythmus zu geben, Spannung abzubauen und mich somit besser auf Dinge zu konzentrieren, die mir Spaß machten. Sie konnten aber auch Gefühlszuständen

Ausdruck verleihen, für die ich keine Worte hatte oder deren Übersetzung in Worte – was erfordert hätte, sie kognitiv zu reflektieren und unter vorhandene Begriffe zu subsumieren – vielleicht schon zu ihrem Verschwinden geführt hätte. Nicht umsonst werden ja manche Gefühlszustände auch unter Erwachsenen am treffendsten als „gaga" beschrieben.

Heute bilde ich solche Silbenfolgen nur noch, wenn ich mit Babys und Kleinkindern zu tun habe. Egal was Erziehungsexpertens und Großeltern sagen, meine Erfahrung sagt: Babys lieben Dutzi-Dutzi! Hier zeigt sich auch die kommunikative Funktion dieser oft diffamierten und mit Fachbegriffen wie Echolalie[3], Palilalie, Glossolalie, Kryptolalie, Verbigeration, verbales oder vokales Stimming nur unzureichend beschriebenen Kunst. Mit der sogenannten Babysprache versuchen zunächst Erwachsene, mit Babys in Beziehung zu treten, indem sie ihnen Laute anbieten, die sie angenehm finden und eventuell nachahmen können. Die Laute hören sich nicht nur niedlich an, die zu ihrer Erzeugung notwendigen Bewegungen entspannen und trainieren auch Lippen und Zunge und welche Organe man sonst noch zur Lautbildung braucht. Jedenfalls hilft das Call-and-Response Spiel zwischen Babys und Eltern, Geschwistern oder weiteren Bezugspersonen sowohl beim Sprechen lernen als auch beim Beziehungsaufbau und ist obendrein höchst vergnüglich. Oft ahmen die Erwachsenen ja auch gerne die Laute der Babys nach und trauern ein bisschen, wenn der Luftballon plötzlich nicht mehr „Blümm-a-lümm" heißt und der Bruder nicht mehr „Bui".

3 Echolalie: Nachsprechen und Wiederholen von Lauten, Wörtern, Satzteilen oder Sätzen dens Gesprächspartnens; Palilalie: eigene Laute, Wörter, etc. wiederholt sprechen; Glossolalie, Kryptolalie: unverständliches Sprechen; Verbigeration: Aneinanderreihen und Wiederholen von Lauten oder Wörtern. Verbales oder vokales Stimming: Stimming ist eine Abkürzung für self-stimulatory behavior, deutsch „selbststimulierendes Verhalten", und bezeichnet Handlungen, die aus autistischer Sicht eher dem gegenteiligen Zweck, nämlich dem Spannungsabbau und dem Aushalten und Verarbeiten unangenehmer oder überfordernder Reize dienen. Das gelingt zum Beispiel durch wiederholte Bewegungen, erwünschte Sinnesreize oder eben auch durch Wiederholung angenehmer oder beruhigender Laute.

Leicht enttäuscht las ich in einem Kinderbuch von Peter Wohlleben, der Gesang der Vögel im Frühling, gleich wie lieblich oder wie komplex er erscheine, bedeute vor allem eines: „meins, meins, meins!“ Sind nicht der Stolz und die Freude eines Vogels über sein gelungenes Nest und sein hübsches Revier herauszuhören? Kommunizieren die Vögel nicht auch miteinander und mit ihrer Umgebung, indem sie ihre Gesänge variieren und aneinander sowie an die Geräusche der Stadt anpassen? Dient der Gesang nicht auch dem Vogel selbst als Rückversicherung, dass dieses Gebiet wirklich seins sei? Zwitschert er sich nicht selbst manchmal Mut zu und macht sich Hoffnung, dass die Bewahrung seines Territoriums, die Partnersuche und die Aufzucht seiner Brut gut gehen möge? Finden sich Vogelpaare nicht auch darüber, dass ihr Gesang harmoniert? Clemens J. Setz äußert ähnliche Gedanken in „Die Bienen und das Unsichtbare“. Nun, wenn eine autistische Person laliert, kann man sich all diese Fragen auch stellen. Oder man kann sich, wenn man der Person nahesteht, auf einander einstimmen und so vielleicht selbst etwas von den Gefühlen erfahren, die ihr Sing-Sang, wie jede Musik, transportiert und auch modifiziert.

Außer mit Babys scheine ich mein Vertrauen in die ästhetische und verbindende Kraft an sich bedeutungsloser Laute immerhin mit dadaistischens Dichtens, Bossanova-, Tropicália- und Jazz-Sängens, manchen Rappern und mit Max Goldt zu teilen – falls man den nicht schon zu den Dada-Poeten zählt. Wer sonst hätte so schön das „Ä“ in „Mariä Himmelfahrt“ würdigen können? Wie ihren Beruf ernst nehmende Deutschlehrens nicht müde werden zu betonen, geht es bei „jolifanto bambla ô falli bambla“ – ich zitiere aus dem Gedächtnis Hugo Balls Gedicht „Karawane“ – keinesfalls darum, kleinkindliche Lautbildung zu imitieren oder gar niedlich oder lustig zu wirken. Nein, die Laute wurden als künstlerische Technik gewählt, um etwas zu vergegenwärtigen, das mit anderen Techniken nicht adäquat hätte vermittelt werden können. Dadaistische Poetens, tropicalistische Musikens, die frühen Rapper, die sich beim Scat-Gesang des Jazz bedienten, haben Neues geschaffen, neue Ausdrucksweisen für neue Ideen. Und das, ohne sich noch strengere Regeln zu geben als die, von denen man sich abgrenzt, ohne heroisch-kämpferischen Gestus und wenn, dann ironisiert übertrieben wie beim DADA-Manifest.

Ich weiß, die Liebe zu Dada ist verbreitet unter deutschen Abiturientens und hat bekannte Blüten getrieben wie das streberhafte und undadaistische Lied A-N-N-A von Freundeskreis. Das Auftauchen von Dada im Lehrplan ist ja eine große Erleichterung nach all den Jahren, in denen einem in der Schule eingeredet wurde, ein Gedicht sei eine fast schon mathematische Aufgabe, das zwar von Blumen, Wolken und gemalten Fensterscheiben erzähle, aber vor allem aus Versmaß und Reimen bestünde. Zudem erfolgt es in den Jahren, in denen viele Ober- und Mittelschichtskinder ihrer Kindheit nachtrauern und wieder anfangen, Überraschungseier zu essen oder sich über Comics und Kinderfilme zu unterhalten, die sie früher mochten. Aber in meinem Fall möchte ich diese Liebe doch verteidigen, denn mir gab Dada gewissermaßen meine natürliche Ausdrucksweise zurück. Eine ähnliche Liebe hätte ich vielleicht Punk und Rap entgegenbringen können, wären diese mir in meiner Jugend auf dem Land nicht nur in ihrer sektiererischen oder kommerzialisierten Form begegnet. Punk mochte ich tatsächlich eine Weile lang sehr, aber als ich Jahre später Rapper in Berlin freestylen hörte, hätte ich fast weinen mögen, dass ich dieses Ausdrucksmittel in meiner Jugend nie hatte.

Schwätzen

Der Klang von Sprache und das Spiel mit Bedeutungen faszinierten mich immer. Leider gibt meine Erstsprache dafür nicht so viel her. Deshalb bin ich dankbar, dass ich durch meine Mutter recht früh weitere Sprachen lernen konnte, wenn auch mein immer noch schwäbischer Akzent mich daran hindert, deren ästhetisches Potential auszuschöpfen. Die einzigen Witze, die ich mir merken kann, haben mit Sprache und kommunikativen Pannen im Alltag zu tun. Diese Vorliebe teile ich anscheinend mit vielen autistischen Personen. Ich finde Sprachwitze noch nicht einmal besonders witzig, mich interessiert einfach das Thema. Ein Beispiel, das fast jedens Schwabens kennt:

> „Sitzen ein Ami, ein Schweizer und ein Schwabe im Zug von Stuttgart nach Zürich. Fragt der Schweizer den Ami: ‚Sind Sie au scho s'Züri gsi?' Antwort: ‚Tut mir leid, ich verstehe nicht.' Fragt der Schweizer nochmal: ‚Sind Sie au scho s'Züri gsi?' Antwort des Amis: hilfloses Schulterzucken. Der Schwabe, der jetzt erkannt hat, wo das Problem liegt, springt ihm bei und sagt: ‚Der mont gwäa!'"

Ich gebe zu, der Witz verliert etwas, wenn man ihn liest und das spitze ‚gsi' und das breite ‚gwäa' nicht hören kann. Drei Dinge sind für mich lustig daran. Erstens die offensichtliche Pointe: der Schwabe erkennt, dass der US-Amerikaner, der Deutsch als Zweitsprache spricht, das Wort ‚gsi' für ‚gewesen' nicht versteht. Er selbst kann aber das Wort ‚gewesen' auch nicht aussprechen, oder es fällt ihm gerade nicht ein, deshalb behilft er sich mit dem schwäbischen ‚gwäa'. Lachen darüber kann aber nur ens Schwabens, dens selbst findet, dass ‚gwäa' hier nicht wirklich das angemessene Wort ist. Deshalb ist es ein Witz vor allem für solche

Schwabens, die bereits wegen ihres Dialekts auf Unverständnis oder Spott trafen. Die zweite lustige Sache an dem Witz ist das Selbstbewusstsein des Schweizers, der sein ‚gsi' anders als der Schwabe nicht als zweitbeste Lösung versteht. Und der dritte Witz im Witz ist, dass es sich bei dem des Alemannischen nicht mächtigen Konversationspartner um einen US-Amerikaner handelt und nicht etwa um einen Deutschen aus Hamburg, in dessen Gegenwart unser Schwabe wahrscheinlich zu gehemmt wäre, überhaupt ein Wort herauszubringen. Dies würde er im echten Leben vermutlich nicht seinen eigenen Minderwertigkeitsgefühlen, sondern der vermeintlichen Arroganz des Norddeutschen zuschreiben, die er wiederum glaubt, allein aus dessen Akzent ableiten zu können. „Der spricht" – im Gegensatz zu „schwätzt" – war in meiner Kindheit das Böseste, was man über jemanden sagen konnte.

Dank für den Hinweis auf diese zwei Ebenen guter Sprachwitze, die linguistische und die soziale, geht an Max Goldt, der dies am Beispiel von Rumkugeln, dem Verb und dem Substantiv, dargelegt hat. Ich weiß, ich bin etwas vom Thema abgewichen um einem meiner Spezialinteressen, Sprache, nachzugehen. So ist das bei uns Autistens manchmal.

Nun liegt falsch, wer glaubt, Geschwätzigkeit sei im Land des Schwätzens hoch angesehen. Im Gegenteil gilt Wortkargheit dort, wie auch anderswo in ländlichen Räumen, oft als Tugend. Wer Zeit zum Schwätzen hat, setzt sich dem Verdacht aus, er habe zu wenig zu „Schaffe" oder er sei ein „Schwätzer", also einer, bei dem die Worte nicht unbedingt durch Taten gedeckt sind. Ein weiterer Witz, den ich in meiner Kindheit oft gehört habe:

> „Die Männer (sorry, so waren die Geschlechterverhältnisse dort damals) sitzen beim Stammtisch im Wirtshaus. Da kommt einer mit seinem Vetter aus der Stadt rein, der gerade bei ihm zu Besuch ist. Der Vetter aus der Stadt sagt: „Guten Tag!" in die Runde. Nach mehreren Stunden wortlosen Biertrinkens verabschieden sich die Stammtischbrüder mit den Worten: ‚Den Schwätzer bringscht aber nemme mit!'"

Nun sollte man meinen, ein solches Umfeld sei ideal für Autisten, und so ist es auch in vielerlei Hinsicht. Unsere kommunikativen Eigenheiten fallen dort kaum auf. Keiner erwartet Small Talk. Ehrlichkeit und Direktheit werden geschätzt, solange man weiß, wann man den Mund zu halten hat. Allenfalls die mit dem Autismus manchmal einhergehende Prosopagnosie, also die Schwierigkeit, Gesichter zu erkennen, stört, denn es wird sehr negativ bewertet, wenn man versäumt, eine bekannte Person zu grüßen. Da man auf dem Land aber meist jeden schon mal gesehen hat, bietet sich als Lösung an, einfach allen, deren Wege man kreuzt, „Grüß Gott" zuzurufen.
Mehr Probleme stellen sich weiblichen Autistinnen, denn Schweigsamkeit wurde vor allem bei und unter Männern geschätzt. Unter Frauen gab es in meiner Kindheit eine ganz andere Kommunikationskultur. Dazu noch ein Witz – versprochen, es ist der Vorletzte:

> „Der Mann kommt von der Arbeit nach Hause. Die Frau hat Kartoffelsalat gemacht. Der Mann setzt sich und isst schweigend. Nach ein paar Minuten fragt die Frau: ‚Schmeckt's itt?' Daraufhin der Mann: ‚Honn i eb's gsait?'."

Zur Erklärung: Die Frau erwartet zumindest eine höfliche Floskel als Bestätigung, dass mit dem Essen alles in Ordnung ist. Deshalb fragt sie nach, ob es etwa nicht schmeckt. Der Mann kommuniziert nach dem Motto „nicht geschimpft ist genug gelobt" und wundert sich deshalb, dass sie befürchtet, es schmecke ihm nicht, denn er hat ja gar nichts gesagt. Das ist interkulturelle Kommunikation aus dem Lehrbuch, auch wenn beide Beteiligten aus demselben Dorf stammen. Im nun wirklich letzten Witz beschwert sich der Mann tatsächlich und sagt:

> „‚Der Kartoffelsalat isch jo furztrocke!' Daraufhin die Frau: ‚Wärscht friher komme, do war er no seichnaß!'"

Dieser freimütige Umgang mit Schimpfwörtern kam mir als Autistin ebenfalls gelegen, denn auf diese Weise verbal Spannung abzubauen war dort, wo ich aufgewachsen bin, sozial anerkannt. Außerdem ist das schwäbische Sortiment an

Schimpfwörtern eine Fundgrube für neugierige und kreative Geister. Unangenehm wurde es für mich manchmal nur durch meine Eigenschaft, jede verbale Äußerung erst einmal wörtlich zu verarbeiten, mir sie bildlich vorzustellen und erst dann in ihre soziale Bedeutung zu übersetzen. Das mag bei verbreiteten geschlechtsspezifischen Schimpfwörtern wie „Nuss“ oder „Ploater“ noch angehen, beim „Hennefiddle“ wird es aber unappetitlich. Letztere Beleidigung ist vorzüglich geeignet, um sie Großstädterinnen angedeihen zu lassen, die sie in der Regel nicht verstehen. So funktioniert der Dialekt als eine Art Geheimsprache, in der man Dampf ablassen kann und dennoch niemanden beleidigt.

Sprechen

Sicherlich ist Schwäbisch zu schwätzen nicht für jedens schambehaftet. So warb über 20 Jahre lang ein ganzes Bundesland unter anderem auf Berliner Bussen mit dem Slogan „Wir können alles. Außer Hochdeutsch." Unverfälscht und unverschämt müsste es doch aber heißen: „Mir kenned älles. Außer Hochdeitsch!" Selbstbewusst mit ihrem Dialekt auch in fremder Umgebung umgehen können meinem Eindruck nach vor allem diejenigen, deren Dialekt sich auf den Akzent beschränkt. Mit diesem Honoratiorenschwäbisch, wie es in der Universitätsstadt Tübingen zuhause ist und gerne auch auf Bundesebene von Politikern gepflegt wird, kann man sich ein Alleinstellungsmerkmal und die Credibility des lokal Verwurzelten sichern. Der Dialekt, mit dem ich aufgewachsen bin, war mehr als ein Akzent, er hatte eigene Worte und eine eigene Grammatik. Hören hieß „lose", sehen hieß „luege" und die einzigen Zeiten, die benutzt wurden, waren Präsens und Perfekt. Verkompliziert wurde die Sache dadurch, dass meine Mutter sich zuhause bemühte, mit mir Hochdeutsch zu sprechen und mein Vater einen lieblichen badischen Zungenschlag hatte. Ich fühlte mich also weder im Schwäbischen noch im Hochdeutschen richtig zuhause und zeigte in jeder der beiden Sprachen den Akzent und einige Eigenheiten der anderen. Das ist kein Argument gegen bilinguale Erziehung. Ich kenne viele Leute, die mit drei oder fünf Sprachen aufgewachsen sind und gut damit klarkamen. Vielleicht hatte es mit meinem Autismus zu tun, dass ich durch die Unfähigkeit, andere nachzuahmen, in keine Sprache richtig eintauchen konnte. Ich wusste oft nicht, wann welche Sprache angemessen war, und fühlte mich durch beide manchmal eingeschränkt. Im Hochdeutschen fehlten Möglichkeiten des Gefühlsausdrucks, der Beziehungspflege und Rückversicherung durch das omnipräsente schwäbische Diminutiv „-le", das an jeden zweiten Satz angehängte „gell?“ und das Arsenal an geschlechts- und situationsspezifischen Schimpfwörtern. Im Schwäbischen fehlte mir die Möglichkeit, komplexe Zusammenhänge darzustellen. Ja, sogar das Wort „Zusammenhang“ ließ sich in das Schwäbisch meiner Kindheit kaum einbauen. „Zusammen“ hieß nun mal „zemme“ und es gibt einfach keinen „Zemmehang“, höchstens einen „Zusammenhang“ mit Akzent. Mir erging es oft wie dem Schwaben im ersten Witz des letzten Kapitels: Ich wusste, dass ich gerade nicht das passende Wort benutzte, ein treffenderes war mir aber entweder unbekannt, fiel mir nicht ein oder passte nicht ins Sprachregister meines Gegenübers. Englisch zu sprechen war ein Leichtes im Vergleich zu den Mühen und Qualen, sich Hochdeutsch sprechenden Menschen verständlich zu machen. Erst Teddy Teclebrhan, der sowohl Pointen aus der Beschränktheit der schwäbischen Ausdrucksmöglichkeiten und der daraus oft entstehenden Hilflosigkeit zieht als auch das Weiche am Schwäbeln in ungeahnter souliger Schönheit gezeigt hat, versöhnte mich völlig mit meiner Heimatsprache.

Leider war Teddy Teclebrhan noch unbekannt, als ich nach Berlin zog. An der dortigen Uni erntete ich anfangs jedes Mal, wenn ich den Mund aufmachte, unverdiente Lacher. Ich fand es seltsam, dass meine Kommilitonens es bei all ihrer formalen Bildung angemessen fanden, sich über einen Dialekt lustig zu machen. Da ich, anders als ein paar meinens alten Freundens, wenigstens das Glück hatte, verstanden zu werden, entwickelte sich bei mir bald eine Trotzhaltung und ich redete, wann und wie es mir passte. Meinen Akzent versuchte ich erst später abzulegen, als ich in einer Beratungsstelle für internationale Studierende arbeitete, von denen die meisten mich auf Schwäbisch nicht verstanden hätten. Das „gell“ am Ende der Sätze blieb noch so lange, bis mich jemand darauf aufmerksam machte und es daraufhin einfach verschwand, was ich heute bedauere. Viel größere Probleme hatte ich mit dem Schreiben, da ich hier oft noch das Gefühl hatte, meinen vom Dialekt geprägten Wortschatz und die grammatikalischen Eigenheiten in die Schriftsprache übersetzen zu müssen. Also redete ich lieber viel und immer mehr Menschen hörten mir auch zu. Ich ergriff sogar einen Sprechberuf, hielt Vorträge, moderierte Veranstaltungen und beriet Menschen. Dass ich gut sprechen konnte, jedenfalls besser als früher, steigerte mein Selbstvertrauen enorm.

Beruflich hatte ich zunehmend Erfolg. Privat half mir meine neue Neigung zum Reden, einige Missverständnisse zu vermeiden und Konflikte zu lösen. Doch nach einiger Zeit misstraute ich ihr auch manchmal. Zu anstrengend das ganze Gerede, zu wenig Taten dahinter, zu besserwisserisch kam ich mir manchmal selbst vor. Ich wünschte, ich könnte öfters die Klappe halten, aber ich – hier kam manchmal auch meine übertriebene Aufrichtigkeit ins Spiel – schaffte es einfach nicht.

Bis ich dann im Alter von vierzig Jahren nach einer verschleppten Erkältung, die mit einem Burnout einherging, das eingangs im Kapitel zu Lalieren geschilderte Gefühl erlebte. Die Töne fanden einfach nicht mehr ihren Weg aus meinem Hals und wenn, dann nur unter Schmerzen. Mit einer akuten Kehlkopfentzündung, wie ich sie damals hatte, kann und soll niemand so sprechen wie gewohnt. Ich aber verlor meine Stimme für Monate beinahe komplett, ein Zeichen, dass nicht nur meine Stimmbänder, sondern auch die zuständigen Teile meines Gehirns das Sprechen verlernt hatten. Mit dem Laufen und bestimmten Sportarten geht es mir manchmal ähnlich. Auch wenn immer gesagt wird, Laufen, Fahrradfahren und Schwimmen könne man nicht verlernen, stelle ich mich dabei, wenn ich aus der Übung geraten bin, doch immer wieder sehr unbeholfen an. Meine Stimme bekam ich durch ayurvedische Ernährung und individuell abgestimmte Yoga-Übungen wieder. Später kräftigte ich sie noch mit Hilfe einer Logopädin. Die körperlichen Faktoren haben also schon eine starke Rolle gespielt. Aber ich überlege jetzt auch stärker als früher: Was will ich eigentlich sagen? Wen will ich eigentlich ansprechen? Und wann ist Schweigen die bessere Wahl?

Von meiner Vielrednerei heilte ich mich unter anderem durch Schreiben. Während meiner akuten Kehlkopfentzündung kommunizierte ich schriftlich und fand langsam Gefallen daran. Vor allem merkte ich, dass ich dabei oft weniger Anlass für Missverständnisse liefere, als wenn ich spreche und Menschen etwas in meinen Tonfall und Gesichtsausdruck interpretieren wollen, das meist nicht trifft. Schriftlich kann ich immer etwas korrigieren, aber ich bin auch motiviert, mich von Anfang an klarer auszudrücken als mündlich. Da ich danach anfangs nur unter Schmerzen sprechen konnte, wählte ich meine gesprochenen Worte zeitweise mit ähnlicher Vorsicht. Dass ich mir diese leider nur bedingt bewahren konnte, merkt man an den drei Kapiteln übers Lalieren, Schwätzen und Sprechen, die deutlich geschwätziger als die anderen geraten sind. Und die Laute? Nun, ich singe und laliere zumindest zuhause ganz ungeniert. Manchmal tue ich es auch, wenn ich mit dem Fahrrad unterwegs bin, denn da bin ich schon wieder weg, sobald jemandem auffällt, dass ich etwas Komisches tue. Ich freue mich meiner Stimme und zeige gerne, dass ich auf der Welt bin. Und ich bin dankbar, dass ich Schreiben für mich entdeckt habe und Menschen meine Worte in Ruhe aufnehmen können.

Trinken

In manchen meiner Träume trinke ich immer noch genüsslich einen satten Schluck eiskaltes helles Hefeweizen. In meinen Alpträumen bin ich nie ohne Zigarette unterwegs. Wenn man wie ich in den 1970er- und 1980er-Jahren im ländlichen Süddeutschland sozialisiert wurde, gewöhnte man sich oft an beides fast so früh wie anderswo die Kinder an die Süßgetränke Sinalco und Mirinda. Mit Trinkfestigkeit konnte man sein Ansehen enorm steigern. Mit zwölf, spätestens dreizehn Jahren, blieb mir angesichts sinkender schulischer Leistungen und schwindender Niedlichkeit kaum anderes übrig, als mir einen Ruf als ‚hart' und ‚fertig', durchaus als Kompliment gemeint, zu erarbeiten. Das Potenzial dafür brachte ich mit, denn ich konnte als Jugendliche eine ganze Schachtel Kippen wegziehen und eine mir heute sehr peinliche Anzahl an Bieren trinken, ohne dass mir übel wurde oder man es mir nennenswert anmerkte. Das, wofür ich von meinen Peers und älteren Lokalszene-Größen Anerkennung bekam, waren eigentlich nur meine damals ausgeprägte Hyposensitivität und die Langsamkeit meines Stoffwechsels. Mitreißende Musik und anregende Gespräche hätten mir gereicht, um zufrieden zu sein, aber der Rauschmittelkonsum gehörte zu den sozialen Ritualen von Konversation und gemeinsamem Musikgenuss einfach dazu, war für weiblich gelesene Personen oft kostenlos zu haben und fiel mir, wie erwähnt, nicht schwer. Irgendwann lernte mein Kopf, mich tatsächlich eine gewisse Wirkung von Alkohol und Co. spüren zu lassen. Diese führte jedoch nicht zu einer Intensivierung gemeinschaftlicher Erlebnisse mit meiner Clique oder anderen Besuchens der Rock- und Indie-Kneipen, Diskotheken und Festivals. Denn die berauschende Wirkung stellte sich bei mir frühestens auf dem Heimweg ein, wenn meine Kumpels bereits am Ausnüchtern waren. Auf nächtlichen Autofahrten nach Hause bekam ich oft ausgiebige Lach- und Singanfälle, was Fahrens und Mitpassagierens schwer nervte. Wenn die anderen sich am nächsten Morgen verkatert aus dem Bett quälten, hatte ich erst richtig Lust zu tanzen. Und wenn ich nach der freitagabendlichen Gothic-Night am Samstagmorgen in der zweiten Stunde Matheunterricht an die Tafel geholt wurde, um etwas vorzurechnen, flutete bei mir zur Belustigung meines Lehrers der Alkohol im Gehirn an.

Jahre später begann mein Körper, mir Grenzen zu setzen, indem er den Alkohol regelmäßig auswürgte, bevor er mir zu Kopf steigen konnte. Ich übergab mich und war wieder nüchtern, bevor ich hätte anfangen können zu lallen oder Dinge zu erzählen, die ich später bereuen könnte. Dadurch kam ich zu dem Schluss, dass sich Trinken u.ä. für mich nicht lohnte: Die erwünschte Wirkung stellte sich entweder gar nicht oder zu einem unerwünschten Zeitpunkt ein.
Inzwischen war ich auch stolz genug, meine Drinks selbst zu bezahlen, um nicht jedem mich ungefragt einladenden Mann einen unterwürfig-dankbaren Blick zuwerfen zu müssen, und das womöglich noch für ein Getränk wie Whisky mit Apfelsaft. Mir war klar: Das rechnet sich nicht. Der bewusste Verzicht auf Rausch verschaffte mir das größte Geschenk, das ich mir immer gewünscht hatte: einen klaren Kopf, das Wichtigste überhaupt für mein Wohlbefinden. Ich weiß jetzt, was ich will und was ich brauche. Musik und Gespräche kann ich ungefiltert und unvernebelt genießen.

Wenn ich auf die Tanzfläche möchte, tue ich das einfach, ohne mich zu fragen, ob ich schon die dafür früher zur Enthemmung notwendigen zwei Biere getrunken habe.
Auch wenn meine jugendliche Hyposensitivität die Gefahr mit sich brachte, zu viel an schädlichen Substanzen zu konsumieren und dadurch Süchte zu entwickeln, hat sie mich davor geschützt, Alkohol und Drogen zu sehr zu genießen oder mich durch sie verändern zu lassen. Wäre ich damals im hypersensitiven Modus gewesen, hätte es schlechter für mich ausgehen können. Wegen der geringen Wirkung von Rauschmitteln auf mein Gehirn habe ich gar nie angefangen, mich für illegale Drogen zu interessieren. Die paar Joints, die ich in meiner Jugend geraucht habe und die viel leichter

waren als heute üblich, waren ähnlich umsonst und vergeblich wie Bier und Rotwein. Nachdem ich stundenlang das alberne Gekicher meinens bekifften Freundens ertragen hatte, fing ich selbst an zu kichern, immer dann, wenn die Party schon vorbei war. Sehr nervig für beide Seiten. Was tatsächlich bei mir wirkte und was ich sehr gerne mochte, war Kaffee, und der konnte nicht stark genug sein. Er half mir in entscheidenden Momenten trotz Schlafstörungen mein Hirn anzuknipsen und ich genoss stets den konzentrierten Geschmack eines Espresso, Mokka oder Bica. Das alkoholische Äquivalent dazu wäre Whisky, alter Rum oder Brandy gewesen, die ich auch schätzte. Aber um die öfters zu trinken war ich nun wirklich zu vernünftig. Und das mit dem Rauchen? Naja, ich habe damit aufgehört, als ich andere Methoden gelernt hatte, um mich bewusst zu fokussieren, wie Meditation.

Heute befrage ich schon mein Gewissen, ob ich wirklich einen Kamillentee zu mir nehmen möchte, um besser einschlafen zu können. Und wenn ich mehrmals an einer Tasse Kaffee nippe, bekomme ich entweder Herzrasen oder singe und tanze bis drei Uhr morgens durch die Wohnung wie eine Aufziehpuppe. Dafür finde ich nüchtern in meinem Inneren wundervolle und komplexe Gedanken, Empfindungen, Farben und Bilder. Und tanzen genieße ich mehr denn je.

Content note: Sex

Begehren

Meine Fantasien hatten bereits während der Rückfahrt im Bus die Muskeln meiner inneren Oberschenkel zum Tanzen gebracht. Sobald ich nach Hause kam, setzte ich mich nur auf ein Kissen und ließ meinen Körper seine Arbeit tun. Der Schlot in meinem Inneren wurde durchflutet von warmen orangeroten Wellen, die sich wie Magma nach oben schoben. Mein Boden erbebte. Was hart war, wurde weich. Ohne ein wenig erdende Schmerzen fühlte sich eine solche Weichheit an wie Schwindel und Fallen. So bohrte ich meine langen Fingernägel karminrot in meine Handfläche. Eine letzte ultramarinblau schäumende Welle überkam mich. Dann sank ich erschöpft zusammen.

Mein Körper ist gierig. Er nimmt, was er braucht, und notfalls gibt er es sich selbst. Die inneren Ringe meiner Vagina können derart hart werden, dass sie Luft umschließen und sie zu einem festen Ball zu pressen scheinen. Meine verschlungene Höhle kann so weich und weit werden, dass sie alles einzusaugen droht. Meine Klitoris streckt ihre mukösen Tentakel aus und ertastet und ergreift gierig einen Schwanz, eine Hand, eine Nase oder einen Kopf. Mein glitschiger Saft kommt dem Objekt meiner Begierde entgegen und breitet ihm einen mit Menstruationsblut vermischten roten Teppich aus, bevor mein zweiter Mund seine steife Zunge ausstreckt und es gierig verschlingt.

Unnötig zu erwähnen, dass ein derart starkes Begehren in Kopf und Körper manchmal Probleme bereitet. Früh und oft dachte ich an Sex, auch als ich noch keineswegs die Absicht hatte, meine Fantasien umzusetzen. Gerne hätte ich mit jemandem darüber gesprochen, aber das war damals noch weniger üblich als heute. Auch unter Freundinnen wurde allenfalls damit angegeben, wie oft man es macht und mit wem, aber selten wie und warum. Was die Umsetzung angeht, so war ich jahrelang völlig zufrieden damit, den Mann, für den ich schwärmte, anzuhimmeln und meinen Fantasien nachzuhängen. Eine Beziehung hätte mich völlig überfordert. An einer dieser unter Jugendlichen häufigen Kurzzeit-Beziehungen, die auf mich eher wie Trainings oder Testspiele wirkten, hatte ich kein Interesse. Ich wollte das richtige Ding, wenn ich so weit war. One-Night-Stands waren auf dem Land schwierig, wo Frauen schon als Schlampen beschimpft wurden, wenn sie einmal mit einem Mann gleichzeitig die Kneipe verließen und ein Stück des Heimwegs gemeinsam gingen. Online-Dating gab es noch nicht. Also nutzte ich Urlaube oder gelegentliche Ausflüge in die Großstadt, um Sex mit anderen Menschen zu üben. Ich nutzte nicht jede Gelegenheit, sondern übte nur genauso lange, bis ich mich vorbereitet fühlte für Sex mit einem Menschen, den ich liebte. Ich wollte einfach nicht ahnungslos in die Sache reinstolpern. Beim Üben begegnete ich verschiedenen Menschen. Einigen unterstelle ich aus heutiger Sicht zweifelhafte Motive, zum Beispiel ihre Beziehungspartnerin unentdeckt zu hintergehen, oder sich vor sich selbst und ihren Freunden mit einer, eigentlich zu jungen, Frau zu brüsten. Andere gingen die Sache freundschaftlich und spielerisch an wie ich. Schäden habe ich keine davongetragen. Als ich Jahre später endlich mit meinem Schwarm zusammenkam, wusste der meine Vorbereitung allerdings nicht zu schätzen. Er hätte mich wohl lieber als unbeleckte Jungfrau erlebt, und weitgehend ungeleckt blieb ich auch die nächsten Jahre, in denen ich ihm emotional und sexuell treu blieb. Manche von uns Autistinnen neigen zu übertriebener Geduld und Geradlinigkeit und halten Menschen die Treue, auch wenn wir, sie und die Welt sich längst weiterentwickelt haben. Vielleicht deshalb, aus Gewohnheit, vielleicht mangels anderer Übungsgelegenheiten habe ich mich auch auf cis Männer als Sexual- und Beziehungs-Partner beschränkt, obwohl ich Frauen und trans Personen oft ebenso attraktiv fand.

Ein bisschen erwachsener musste ich noch werden, bis ich Menschen traf, die meine sexuelle Lust zu schätzen und meine Fähigkeiten zu genießen wussten. Die mir zeigten, was sie mögen, mich fragten, was ich mag und mit denen ich gemeinsam Neues ausprobieren wollte und konnte. Manchmal intuitiv, meist mit Methoden, die heute unter Konsens oder Zustimmungskonzept bekannt sind. Nicht nur schätze ich Kommunikation rund um den Sex, Sex ist auch eine Kommunikationsform für mich, und zwar die, die ich lange am besten beherrschte. My Hips don't lie. Wer die Signale meines Körpers entschlüsseln kann, kennt mich besser als jeder andere. Zwischendurch traf ich leider auch auf Männer, die mir meine Lust übelnahmen und den Drang hatten, mich zu disziplinieren oder sich gar an mir für meinen Genuss zu rächen. Bei solchen Typen schützte mich mein Körper, indem er in den hyposensitiven Modus schaltete und einfach gar nichts mehr spürte. Meine Seele konnte dies leider nicht. Später wurde mir klar, dass auch ich selbst anderen Menschen vorsichtiger begegnen muss, sie nicht in meine Fantasien reinziehen darf, von ihnen nicht die Erfüllung meiner starken Bedürfnisse erwarten kann. Zum Glück traf ich Menschen, mit denen ich teile, was ich mag und mit dem ich gemeinsam genießen und mich gemeinsam weiterentwickeln kann. Zuletzt hat sich mein Körper durch das Bevorstehen der Wechseljahre verändert, wodurch sich meine teilweise Hypo- zu einer umfassenden Hypersensitivität entwickelt und meine Kraft sich verringert hat. Auch darin lassen sich neue Genüsse finden. Es gibt nichts Schöneres für mich als mit einem geliebten Partner zusammen zu sein, sein und mein Begehren immer wieder neu zu entdecken, zu empfangen und zu geben, sich gemeinsam zu erinnern, zu verändern, zu überraschen und sich hinzugeben. Und sich davor, danach und manchmal währenddessen zärtlich aneinander anzukuscheln.

Content note: früher Tod, Traumatisierung

Trauern

Dass die Vögel im Juni schon morgens um halb vier zwitschern, weiß ich, seit ich im Alter von sieben Jahren um diese Uhrzeit geweckt wurde, um vom plötzlichen Tod meines Papas zu erfahren. Damals kam es mir so vor, als würden die Vögel zwitschern, um mich zu trösten. Ich war sehr naturverbunden und konnte viele Vogelarten an ihrem Gesang erkennen. Heute lebe ich in der Stadt und bin erst recht für jedes Naturgeräusch dankbar. Besonders für ein so liebliches wie Vogelzwitschern. Ich fühle mich auch jedem Vogel verbunden, der einfach die Welt wissen lassen möchte, dass er da ist. Und ich fühle mich stolz und ein bisschen auserwählt, wenn ein Vogelpärchen sein Nest direkt vor meinem Fenster baut. Leider muss ich dennoch bei jedem Vogelzwitschern an jene Nacht vor 40 Jahren denken, die mein Leben in ein Vorher und ein Nachher geteilt hat und meine Persönlichkeit in eine natürlich-autistische und eine maskiert-traumatisierte. Meine Familie wurde dadurch nach damaligem Verständnis zu einer „unvollständigen" und nach der Meinung einiger Männer zu Freiwild aus einer jungen Witwe und deren Tochter.

40 Jahre später denke ich immer noch sehr häufig an diese Nacht, vor allem in den Sommermonaten, wenn ich an der morgendlichen Helligkeit und dem Vogelgezwitscher aufwache. Täglich erinnere ich mich aber auch an die guten Zeiten, die ich mit meinem Papa hatte. Wir hatten gemeinsame Interessen und Hobbys, wie Tiere und Naturwissenschaften. Wir konnten prima zusammen lachen und toben. Er hat sich Zeit für mich genommen, war geduldig, konnte mich trösten und konnte ein Pflaster so abmachen, dass es überhaupt nicht wehtat. Er hat mich ermutigt, alles auszuprobieren, und hat mir nie das Gefühl gegeben, versagt zu haben, wenn etwas nicht so klappte oder nicht so viel Spaß machte wie erwartet. Er hat mir gezeigt, wie ich Tiere

verstehen, den Wald lesen und meiner Kraft und Verbundenheit als einem Lebewesen unter vielen vertrauen kann. Er hatte hundert lustige Kosenamen für mich und Schimpfworte für andere Autofahrer, die ich selbstverständlich nicht nachplappern sollte, was ich aber trotzdem tat. Er war in seiner Welt verwurzelt und anerkannt und hatte es nicht nötig, nach woanders zu schauen.

All das ging mir mit seinem Tod verloren. Mein Papa war mein großes Vorbild gewesen und ich wollte immer so sein wie er. Ich trug sogar seine von meiner Oma umgeschneiderten braunen Karo-Hemden auf. Und doch lernte ich alles, was ich in den kommenden, harten Jahren brauchen würde, von meiner Mama: Wie man sich schnippisch gegen sexistische Alltagsdiskriminierung wehrt. Wie man als unabhängige und in der Öffentlichkeit stehende Frau die ständig bewertenden Blicke der anderen zu den eigenen Gunsten wendet. Wie man sich gleichzeitig um das Kind, den pflegebedürftigen Vater und als Lehrerin um die Schülens kümmert und doch noch Zeit für ein bisschen Spaß findet.

Dass es sich lohnt, Sprachen zu lernen und zu reisen, da es in der Welt viel mehr zu entdecken gibt als das heimatliche Tal. Dass Eltern und Kinder sich auch noch viel zu sagen haben können, wenn die Kinder erwachsen werden. Klar hätten meine Mama und ich uns gewünscht, uns – und vor allem meinem Papa – sei das alles erspart geblieben. Klar war es kein schönes Gefühl, als ich Jahre später in einer psychologischen Weiterbildung erfuhr, dass meine Kern-Kompetenzen die typischen Kompetenzen Traumatisierter sind. Zur Lebenszufriedenheit beitragende Tugenden wie Vertrauen, Dankbarkeit und Humor sind mir im Laufe dieser Jahre verloren gegangen.

Und doch spürte ich sie lange ganz deutlich, diese Dankbarkeit, meinen Papa gekannt zu haben, diese wunderbaren sieben Jahre mit ihm verbracht zu haben, auf seine bedingungslose Akzeptanz meiner Eigenheiten zu vertrauen, die liebevollen Blicke und die Synergie zwischen ihm und meiner Mutter zu spüren, seine gerade noch angenehm kratzenden Bartstoppeln auf meiner Wange zu fühlen, mit ihm auf Pony und Pferd unsere Welt zu entdecken und danach auf seinem Schoß einzuschlafen. Dankbarkeit spürte ich auch, wenn ich mit anderen Kindern sprach, die teilweise gar nicht nachvollziehen konnten, wie es ist, einen Vater wie meinen zu vermissen, da deren Väter sich zuhause kaum bemerkbar machten. Oder die sehr gut verstehen konnten, wie es ist, sich nach einem Vater wie meinem zu sehnen, weil deren Väter zuhause vor allem durch Schläge und Geschrei auffielen. Dankbar bin ich auch für das Selbstvertrauen, das mir mein Vater durch seine ermutigende und akzeptierende Haltung mitgegeben hat, auch wenn damals niemand Selbstvertrauen als Erziehungsziel benannt hätte, erst recht nicht für ein Mädchen. Dankbar bin ich, dass er mich den Zustand der Geborgenheit in der Natur hat erleben lassen, den ich in meinem jetzigen Leben nur schwer erreichen, von dem ich aber nach wie vor zehren kann.

Dankbar bin ich, dass er meine nüchterne Art zu schätzen wusste und, wenn meine kindlichen Emotionen doch mal mit mir durchgingen, dies ebenso nüchtern betrachtet hat, „mit wissenschaftlichem Interesse", wie meine Mutter sagte.

„Im Vergangensein ist (...) nichts unwiederbringlich verloren, vielmehr alles unverlierbar geborgen" schrieb Viktor Frankl. Die tägliche Trauer ist wohl der Preis, den ich für mein gutes Gedächtnis und meine große Liebe zu meinem Papa bezahle. Das ist okay. Im Juni vor drei Jahren habe ich dennoch ein paar Therapiesitzungen gebucht, weil die Erinnerungen an den Moment, in dem ich von dem Unglück erfuhr, zu stark wurden. Ich weiß nicht, was ich davon erwartete. Ich hatte wohl gehofft, die angenehmen Erinnerungen festzuhalten und die unangenehmen ein bisschen wegzuschieben, was mir manchmal durch Achtsamkeitspraktiken auch gelingt.

Stattdessen bekam ich von meiner Therapeutin das Angebot, Trauer als meine Superpower anzusehen. Es stimmt wohl leider. Ich nehme es an. Wir haben in den letzten Jahren eine Pandemie erlebt. Mehrere Eltern von Freundens und Bekannte sind daran verstorben. Die meisten von ihnen sind mindestens doppelt so alt geworden wie mein Papa, aber nicht alle. Doch auch als die Zeitungen täglich von steigenden Todeszahlen berichteten, schienen die meisten Menschen, deren Familien nicht direkt betroffen waren, den Tod als Teil des Lebens immer noch ganz gut zu verdrängen. Ich habe eine Fähigkeit, die sich wohl niemand freiwillig aneignet, die Fähigkeit, Trauer auszuhalten.
Charlie Brown, der oft traurige Protagonist von Charles M. Schulz' Peanuts-Comics, würde sagen: „Good Grief!"

Fühlen

„Wie geht's dir mit der Frage ‚Wie geht's dir damit?'" So betitelte ich mein Anliegen, das ich vor Jahren bei einem Open Space, also einer Tagung, bei der das Programm vor Ort von den Teilnehmenden erstellt wird, einbrachte. Die Freiheit Teilnehmender, eigene Anliegen einzubringen oder sich der Anliegen der Lehrenden zu verweigern, wusste ich an meiner Arbeit in der freien Erwachsenenbildung zu schätzen. Das Lernen aus der Reflexion eigener Lebenserfahrung auch, besonders aber das emotionale Nachvollziehen und Hinterfragen kognitiver Lernprozesse. Nicht aber die permanente emotionale Selbstbespiegelung, die als Voraussetzung letzterer Wirkungen ihre Berechtigung hat, als Ritual mir aber oft nur der Rückversicherung der Tatsache zu dienen scheint, dass ‚wir' gefühlvolle und empathische Menschen sind.

Schlimmstenfalls bildet sie den Auftakt für die Regression in eine Kuschelgruppe, in der sich alle mit einem durch eine erzwungene gegenseitige Rückenmassage erzeugten ‚Wir-Gefühl' einlullen. Wo es ein ‚Wir' gibt, gibt es auch die ‚Anderen', und deren Rolle übernahm ich regelmäßig. Inhaltsleere Rituale boten mir keinen Trost, nachdem ich einen Tag lang über harte Themen der politischen Bildung geredet hatte. Ich sah auch nicht die Befreiung irgendwelcher ‚Gefühle' als die Lösung von Diskriminierungsproblemen an, denn Vorurteile sind, auch wenn sie gesellschaftlich und kollektiv entstanden sind, auch ein Gemisch aus Gedanken und Gefühlen. Nicht umsonst werden *weiße* und andere privilegierte Teilnehmende in Antidiskriminierungstrainings oft kritisiert, wenn sie in den Eingangsrunden betonen, wie müde sie sind und wie schlecht sie sich fühlen. Diese Betonung eigenen Unwohlseins lässt eine Verweigerung von Verlässlichkeit und

Verantwortungsübernahme vermuten. „Get your shit together" heißt es dann, was so viel bedeutet wie: „Regulier' Deine eigenen (Scham- und Schuld-)Gefühle und belaste mich nicht auch noch damit." Gefühle sind nicht für alle gleich und machen uns nicht gleich. Es kommt darauf an, aus welchem Grund und in welcher Position sich jemand traurig oder wütend fühlt. Wenn sich bei der Abschlussrunde einer Veranstaltung, in der die einen als Tätens und die anderen als Betroffenens angesprochen wurden, alle „traurig" fühlen, dann sagt das wenig aus. Das offene Aussprechen der eigenen Gefühle ist also nicht in jedem Fall die Lösung. Ein diskreter Umgang mit ihnen, wie ihn viele Autistens pflegen, kann durchaus angebracht sein. Und dennoch müssen die Gefühle wahrgenommen und auch reflektiert werden, damit sie reguliert und ihre Ursachen vielleicht geändert werden können. Deshalb rate sogar ich inzwischen meinen Unternehmens-Kunden zu Gefühls- und Bedürfnisrunden als Auftakt von internen Meetings. Damit den Leuten klar ist, dass man auch bei der Arbeit Gefühle hat und diese einen fordern und überfordern können. Und damit Verantwortung für diese dort übernommen werden kann, wo sie hingehört. In den meisten Fällen liegt diese bei der Person, die das Gefühl fühlt, manchmal halt aber doch bei der fiesen Chefin.

Ich bin nicht dogmatisch bezüglich der Frage, was als Gefühlsäußerung gilt und was nicht, so wie die Kollegin, die sagte: „Eingeengt ist kein Gefühl, es ist ein Vorwurf." Manche Hobbypsychologens versuchen ja, alle Emotionen auf sieben Grundgefühle zu reduzieren, die bereits im Babyalter erlebt und ausgedrückt werden, allerdings von Autistens eben doch oft anders als von nichtautistischen Menschen.

Doch stehen ‚uns' Erwachsenen mehr als sieben Worte zur Verfügung, um das zu beschreiben, was häufige Gefühle der ersten Babywochen zu sein scheinen. Überrascht über die Umgebung, verblüfft, erschrocken, erstaunt, ‚im falschen Film', ‚als wäre man der erste Mensch'. Bald kommt die freudig-nervöse Antizipation der nächsten Überraschung hinzu, bald das Erstaunen über eigene unwillkürliche Handlungen: Das fühlt sich ja neu an. Was haben meine Finger denn da vor meinem Gesicht gemacht? Dann das gezielte sich Überraschen-lassen: Das Baby schaut ein freundliches Gesicht an, versteckt sich, kommt wieder aus seinem Versteck, und freut sich, von Neuem das freundliche Gesicht zu sehen. Solange, bis das vorherrschende Gefühl der Überraschung der Sicherheit der Objektpermanenz weicht. Wenn es gut läuft, kommen Ärger, Wut und Trauer erst gegen Ende der Babyzeit hinzu. Später ist der junge Mensch auch mal entzückt, enttäuscht, empört und entrüstet. Die Rüstung, ohne die ens sich entrüstet fühlt, hat ens als Baby noch nicht. Es ist doch ein großer Unterschied, ob Überraschung wie vermutlich in den ersten Lebenswochen ein Dauergefühl ist, oder ob sie so selten ist und durch starke äußere Einflüsse hervorgerufen wird wie bei einer Überraschungsparty. Es ist ein Unterschied, ob sich die lächelnde Mama vor mir versteckt, oder ob ich mich vor der lächelnden Mama verstecke. Und doch weiß ich die mutmaßliche Intention hinter der Reduktion der erlaubten Gefühlsäußerungen zu schätzen: Es geht, so glaube ich, gerade darum, den Vorwurf herauszunehmen, der in komplexeren, Ursachen einbeziehenden verbalen Gefühlsäußerungen oft zu stecken scheint. Über die Artikulation von Primärgefühlen wird versucht, eine menschliche Verbindung quer zu Verantwortlichkeiten und Hierarchien zu schaffen. Das ist sicherlich punktuell auch angebracht. Auch als Form höflich-indirekter Kommunikation, um eigene Verletzungen ohne direkten Vorwurf zu zeigen und somit der anderen Person die Chance zu geben, diese zu erkennen und vielleicht wiedergutzumachen. Als autistische Person scheitert bei mir diese spontan-empathische Verbindung zu nichtautistischen Menschen jedoch regelmäßig. Erstens fühle ich mich oft aus anderen Gründen traurig oder wütend als andere und ohne Kenntnis seiner Entstehung ist mein Gefühl schwer zu verstehen oder gar nachzufühlen. Zweitens fühlt sich für mich auch ein mit demselben Wort bezeichnetes Gefühl oft ein bisschen anders an als für mein Gegenüber und ist mit anderen Bedürfnissen und Wünschen verknüpft. Auch der Baby-Zustand des beinahe permanenten Überraschtseins ist für mich nie ganz zu Ende. Wenn ich also über meine Gefühle rede, provoziere ich nicht weniger Missverständnisse und schaffe selten mehr menschliche Verbindungen, als wenn ich das nicht tue. Darauf, dass andere Menschen meine Gefühle ohne meine verbale Hilfe erkennen, kann ich mich allerdings auch nicht verlassen, denn ich drücke auch Primäremotionen wie Angst oder Wut anders aus, als nichtautistische Menschen dies meist tun.

Deshalb bin ich doch dazu übergegangen, öfters über meine Gefühle zu sprechen. Auch bei der Arbeit, denn ich halte das Reflektieren von Gefühlen tatsächlich für einen wichtigen Schritt in Bildungsprozessen und möchte hier als Trainerin modellhaft handeln. Ja, das wirkt wahrscheinlich in etwa so hölzern wie der letzte Satz. Obwohl ich mich frage, wieso ausgerechnet Holz als Metapher für steife und unbeholfene Gefühlsäußerungen herhalten muss, nach aller literarischen Vermenschlichung, die Bäume in den letzten Jahren erfahren haben. Ich bin übrigens auch ganz gut darin, nichtmenschlichen Einheiten Gefühle zuzuschreiben. Es macht mir Spaß, mir vorzustellen, wie nicht nur Tiere, sondern auch Pflanzen oder gar Steine empfinden könnten.

Müsste man für das ‚Gefühl' eines Baums, überrascht zu werden und sich nicht verstecken zu können, nicht ein ganz neues Wort erfinden?

Sich ausdrücken

Das erste Mal, dass mich jemand als „autistisch" bezeichnete, geschah halb im Scherz, halb in Wut. Kurz zuvor hatte die sozialdemokratische Politikerin Heide Simonis ihren als Kanzlerkandidaten gescheiterten Parteifreund Rudolf Scharping „Autist" genannt. Ich diskutierte mit meiner Tante, ob es legitim sei, den Begriff „Autist" in diesem Kontext zu verwenden. Mir kam das weder autistischen Personen – zu denen ich mich damals noch nicht zählte – gegenüber gerecht vor, ihre Identität als Ausdruck einer Schmähkritik zu verwenden, noch Rudolf Scharping gegenüber, der eine spezifische Kritik seiner politisch wirksamen Handlungen statt eines pathologisierenden Urteils über seine Persönlichkeit verdient hätte. Meine Tante erwiderte darauf lachend, meine Meinung überrasche sie nicht, schließlich sei ich ja auch autistisch.

Seit ich mich selbst als autistisch identifiziere und das von zuständigen Fachpersonen bestätigt bekommen habe, empört mich die Verwendung von Autismus als Metapher noch mehr. Autismus wird als Metapher für Abgeschirmtheit, Einsamkeit, Hermetik, Radikalisierung, Selbstgenügsamkeit, Selbstreferenzialität, Teilnahmslosigkeit, Überforderung mit Reizen, Weltabgewandtheit, Zurückgezogenheit, teilweise auch für Genauigkeit, Gewissenhaftigkeit, Vorurteilslosigkeit, aber auch für einen scheinbaren Stillstand benutzt. Innerhalb weniger Wochen wurde in der von mir ansonsten geschätzten Süddeutschen Zeitung sowohl, wie zuvor vom Politikwissenschaftler Wolfgang Kraushaar, die Rote Armee Fraktion als auch „der" Jazz der 1990er Jahre als autistisch bezeichnet – obwohl ersteres bereits einen Beschwerdebrief autistischer Personen nach sich zog. Eine kurze Internetrecherche zeigt, dass weder die Verwendung von Autismus als Metapher in Journalismus, Politik und

Wissenschaftskommunikation noch die Kritik daran selten sind. Mir begegnet die Autismus-Metapher vor allem in zwei Ausprägungen. Die erste dämonisiert Autistens, um Einzelne auszugrenzen oder ihre Ausgrenzung zu rechtfertigen oder gar politische Terroristen als Einzeltäter qua Autismus darzustellen. Die zweite universalisiert autistische Züge und überträgt sie in zeitdiagnostischer Absicht auf ganze Gesellschaften. Sie war besonders häufig zu hören während der Zeit, in der soziale Distanz als Covid-Schutzmaßnahme propagiert und häufig auch praktiziert wurde. Die erste reduziert Autistischsein auf Biologie und Pathologie, die zweite blendet die Tatsache der Bio- und Neurodiversität aus und trägt zur Banalisierung der Situation echter Autistens und zum Missverstehen von Autismus als Modediagnose bei. Die Fantasie, dass echte Autistens möglicherweise besser mit erzwungener sozialer Distanz klarkommen als andere Menschen, was meinem Eindruck nach nur auf eine privilegierte Minderheit zutrifft, lässt fast einen gewissen Neid mitschwingen.

Einer, dem ich die Verwendung von Autismus als Metapher bereits verziehen hatte, bevor er sich in der Frankfurter Poetikvorlesung vom 30. Mai 2023 explizit in die Tradition autistischer Schriftsteller einreihte, ist Clemens J. Setz. Ich hatte einfach immer den Eindruck, dass auch in seiner nichtwörtlichen Verwendung des Wortes oder dessen Einbau in Gedankenexperimente tiefere Wahrheiten steckten. Und ihn schienen – wenn auch auf höherem Niveau – teilweise ähnliche Themen umzutreiben wie mich: Wie drückt man sich nicht unbedingt verständlich, aber wenigstens unmissverständlich aus? Was passiert, wenn mensch ohne Sprache gelassen wird? Wie verhält sich sprachliches Verständnis zu Empathie? Und was wäre, wenn einige der ableistischen Stereotype über Autistens zuträfen? Die Lektüre von Setz‘ Buch „Indigo“ schmerzte mich körperlich, eines Romans, der davon inspiriert zu sein scheint, Klagen sich als neurotypisch identifizierender Pädagogens, Eltern und Freundens sowie Deutungen von Autismus unter esoterischen Gesichtspunkten, für die der Begriff „Indigo“ steht, ernst, oder sogar im autistischen Sinne wörtlich zu nehmen. Zugleich ist die Position des dem Autor gleichnamigen Protagonisten interessant, der viele Eigenschaften mit den autistischen

Charakteren teilt und ihnen dennoch nicht zugerechnet wird – weil seine berufliche Rolle oder sein Alter ihm eine anderen Sprecherposition geben, wie sie mir selbst auch oft zugewiesen wird? Sein eindeutiger als autistisch markierter Gegenpol Robert weckt in mir versteckte Ängste und geteilte Zerstörungsfantasien sowie einen schrägen Stolz über die mögliche eigene starke Wirkung auf andere Menschen, auch wenn es eine unangenehme sein sollte. Sich Beschreibung und Verständnis zu entziehen kann sich auch unheimlich stark anfühlen.

Sich verständlich machen

Spiegelbildlich zu meiner Aversion dagegen, mit Begriffen oder Metaphern beschrieben zu werden, die entweder das Falsche, zu wenig aussagen oder viel zu viele Assoziationen in sich tragen, verhält sich meine eigene Schwierigkeit, mich verständlich zu machen.

Clemens J. Setz' Sachbuch „Die Bienen und das Unsichtbare“ half mir, das für mich als autistische Person besonders präsente Problem der verständlichen Kommunikation besser zu greifen und zu erfahren, wie andere Personen versucht haben es zu lösen. Es geht darin um Kunstsprachen, von denen Esperanto nur die bekannteste ist, ihre Geschichte und die Motivationen ihrens Erfindens. Diese Motivationen lassen sich grob einteilen in erstens den Wunsch nach einer leicht zu erlernenden Sprache für alle, zweitens Enttäuschung über Missverständnisse aufgrund der Ungenauigkeit bestehender Sprachen und drittens Frustration darüber, in bestehenden Sprachen nicht das volle Spektrum der eigenen Gefühle ausdrücken zu können und wenn, dann nur auf neue Missverständnisse provozierenden Umwegen. Hinter allen drei Gründen stehen Motive der Gerechtigkeit: eine Sprache, bei der keine Gruppe von Sprechens aus historisch-geo-politischen Gründen im Vorteil sei, eine Sprache, die exakt und logisch sei und somit Vorurteilen und verdächtigenden Anspielungen keinen Raum biete, eine Sprache, die auch bisher aus der Sprachschöpfung ausgeschlossenen Gruppen Raum biete, ihre Gefühle adäquat auszudrücken.

Charles Bliss, der Erfinder der Bildsprache Bliss Symbolics, wählte die Strategie, alles zu vereindeutigen und alle unsachlichen oder nebensächlichen, möglicherweise zu

Missverständnissen führenden, bewertenden und gefühlsmäßigen Einfärbungen zu verunmöglichen. Diese Strategie dürfte vielen Autistens bekannt sein, hat uns aber im neurodiversen Alltag bisher selten vor Missverständnissen bewahrt, da nichtautistische Menschen oft versuchen, genau die Einfärbungen und Hintergrundgefühle herauszulesen, die wir vorher sorgfältig zu tilgen uns bemüht haben. Charles Bliss' Anliegen ist sehr ernst zu nehmen. Er wurde als jüdische Person im damaligen Österreich-Ungarn geboren, überlebte Konzentrationslager der Nazis und konnte später flüchten.

Mit seiner Bildsprache oder *Semantography* plante Charles Bliss unter anderem die Verunmöglichung von Nazi-Propaganda und liefert damit zugleich eine Analyse derselben, die sich auch auf heutige Fake News übertragen lässt. Ohne Angabe eines Vergleichsmaßstabs zu sagen, man sei besser als andere, wie in „Deutschland über alles", wäre in seiner Sprache unmöglich, so Bliss. Größere Verbreitung fand Bliss Symbolics erst, als sein Erfinder bereits in hohem Alter war, und zwar in der Unterstützten Kommunikation, die in ihrer heutigen Form unter anderem auch von nicht oder wenig sprechenden Autistens genutzt wird.

Eine anscheinend entgegengesetzte Strategie wählte die wohl differenz-feministisch inspirierte Gründerin der Láadan Sprache, Suzette Haden Elgin, indem sie Worte und Suffixe für bisher – zumindest im Englischen – sprachlich unbeschriebene Gefühle erfand. Láadan enthält neben den aus ‚natürlichen' Sprachen wie dem Spanischen bekannten pejorativen oder diminutiven Suffixe, also Nachsilben, die Verachtung oder Verniedlichung anzeigen auch Suffixe für Bewusstseinszustände, z.B. -ib für „deliberately cut off from all feeling", oder -o für „in meditation" sowie „Evidenzmorpheme", das sind hier Vorsilben, die anzeigen, wie man Wissen über das Gesagte erlangt hat, z.B. „we" für „in einem Traum gelernt/erfahren".

Ich würde sagen, es ist Zeit, dass Autistens etwas Ähnliches probieren, wenn wir es nicht schon tun. Bereits jetzt scheinen sich Schriftsprachen besser als gesprochene Sprachen anzubieten, unsere Arten der Wahrnehmung zu beschreiben. Oder viele Lesens sind einfach geduldiger als die meisten Zuhörens. Weshalb schreiben so viele von uns Bücher?

Wie schön wäre es für mich als autistische Person, meine spezifischen und komplexen Gefühle verbal ausdrücken zu können und damit gleichzeitig durch die kulturell anerkannte Form zu validieren? Denn es ist erstaunlich, wie sehr sich Gefühle, die keineswegs neu oder überraschend sind, aber bisher schambehaftet waren oder als privat galten durch Neologismen wie „hangry" (durch Hunger hervorgerufenes oder gesteigertes Wütendsein) oder einprägsame, hashtagtaugliche Begriffspaare wie „regretting motherhood" (Mutterschaft bereuen) plötzlich in öffentlichen Räumen artikulieren und dadurch validieren lassen.

Meine Gefühle, für die gerne Worte hätte, wären zum Beispiel:

- *Das Glastürgefühl*: Die Angst, gegen eine unsichtbare, weil sehr saubere und unmarkierte Glastür zu laufen. Im übertragenen Sinn die Angst davor, diskriminiert, auf seinen Platz verwiesen, gedemütigt und für all das selbst beschuldigt zu werden, da mensch eine unsichtbare Grenze überschritten hat. Die Peinlichkeit, als Einzige eine Grenze nicht wahrzunehmen, die alle anderen wahrnehmen. Vielleicht auch nur eine Analogie auf meine – außer für Eingeweihte – „unsichtbare" Behinderung, mit der ich auf für andere ebenso schwer wahrnehmbare Barrieren stoße.

- *Der Wuttanz*: Der Wunschtraum, einen Wutanfall in rhythmischen und eleganten Bewegungen einer Flamencotänzerin zu inszenieren. Dahinter steckt der Wunsch, erstens eine Erlaubnis für meine Wut und deren Äußerung zu bekommen – von meinen Eltern, rückwirkend? – zweitens, Gehör für meine Wut und ihre Gründe zu finden und drittens, Wut in Erkenntnis und Kreativität zu transformieren und andere Menschen damit zu berühren.

- *Die Nebenrollenfurcht*: Die stets latente Furcht, aus der eigenen Wohnung oder gar dem eigenen Leben geworfen, verdrängt oder auf eine Nebenrolle verwiesen zu werden. Als Frau und Autistin habe ich mein eigenes Zuhause lange nicht als sicheren Ort erlebt. Als Frau und Autistin habe ich auch nur wenige Beziehungen auf Augenhöhe erlebt. Es steht immer die Möglichkeit der Über- oder Unterordnung im Raum, wobei das Erfüllen der Erwartungen anderer an mich für mich fast immer mit Unterordnung gleichzusetzen ist, denn Anpassung ist in meinem Repertoire schmerzhaft und begrenzt. Meine leise Tätigkeit, Dinge, Orte und Menschen zusammenzuhalten, wird selten gesehen und geschätzt und wirkt deshalb oft bedroht.

• *Die Durchsichtigkeitsangst*: Die Angst, plötzlich transparent dazustehen wie eine durch einen unvorsichtigen Fehler für Hacker leicht zugänglich gemachte Festplatte. Die Angst vor der eigenen Ehrlichkeit und Offenheit und deren Geringschätzung und Ausnutzung durch andere, aber auch die Angst vor dummen Fehlern, die in der letzten Stunde eines anstrengenden Arbeitstages passieren könnten.

• *Das Dressurgefühl*: Das Gefühl, eine Sprache zu sprechen, aber nicht zu verstehen. Wie ein dressiertes Tier. Und dann an den Reaktionen meiner Gesprächspartnens zu merken, was ich gesagt haben könnte. Das für sie teilweise mehr Sinn ergibt als für mich.

• *Die Distanzliebe*: Der tiefe Respekt, den man vor Menschen empfindet, die man liebt, aber nicht anfasst. Zum Beispiel mit erwachsenen Kindern, die man nicht einfach auf den Schoß oder in den Arm nehmen kann, ist mensch auf unzählige andere Ausdrucksweisen von Liebe, Interesse, Respekt, Fürsorge und Zusammengehörigkeit angewiesen, die, bewusst praktiziert, eine sehr tiefe Form der Verbindung darstellen können.

• *Die Normverschließung*: Der Trennungsschmerz, wenn eine Person, die von der ich annahm, dass sie mit mir gleichschwingt, sich plötzlich als Inkarnation der Normalität ausgibt und somit für mich verschlossen wird.

Content note: Klassenprivilegien, Klassismus

Abstumpfen

Ein geliebter Mensch sagte einmal zu mir: „Betrachtest du deinen Körper wirklich nur als Maschine, die mit Nudeln läuft?“ So hätte ich es selbst nicht formuliert, aber es war was Wahres dran. „L’homme machine“ von Julien Offray de La Mettrie fiel mir dazu ein, die Entmystifizierung des menschlichen Körpers und der dazugehörigen Seele sowie die, unglaublich leistungs- und schmerzaushaltfähigen, Körper in den Werken des Marquis de Sade. Auf die naive Frage einer Studentin, ob das, was in de Sades Werken beschrieben ist, technisch überhaupt möglich sei, antwortete die wunderbare Professorin Gerburg Treusch-Dieter, es sei schließlich die Manufakturperiode gewesen. Körper, die wie Werkzeuge in die große Maschinerie der Manufaktur eingeklinkt wurden. Maschinen, die den Körpern den Takt vorgaben. Interessanterweise betrieb die väterliche Seite meiner Familie eine lange immer noch manufakturähnliche Nudelfabrik. Nie konnte ich vergessen, dass, nach der Umstellung auf Maschinen, die den Menschenkörpern ihren Takt aufzwangen, eine der Arbeiterinnen zwei Finger in einer Maschine verlor. Sie wurde daraufhin bei meinen Großeltern zuhause angestellt und nahm meiner Oma die Liebe zu ihren Kindern ab. Mein anderer Großvater hatte ein Sägewerk, was ich mir noch bedeutend schlimmer vorstelle.

Sich von eigenen empathischen Gefühlen abzuschneiden war Bedingung, um die Klassenprivilegien zu genießen. Gefühle wurden, wenn überhaupt, nicht durch Sprache, sondern durch Handlungen ausgedrückt, wie Kinder das tun. Kichern, einen Hund knuddeln, ein Kreuz als Schwert von seinem Haken an der Wand nehmen. Sich in ein ganz kleines Versteck zwängen. Einen zu engen Gürtel anziehen. Stundenlang auf und ab hopsen.

Meine hypersensitiven Anteile entwickelte ich später. Sexuelle, romantische und später auch als spirituell empfundene Liebe war der Anlass, meinen Körper nicht mehr als Maschine zu spüren. Unerklärbare somatische Symptome wie ein Kribbeln der Handflächen, wenn die geliebte Person nicht da ist. Die qualvoll-süße Suche nach der perfekten Kuschelposition. Der Wunsch, den Duft der geliebten Person in meinem Kopf zu reproduzieren und ihn dazu in seine Bestandteile aus Rauch, Kaffee, Parfüm, Zitronenbonbons und Haut zerlegen zu müssen. Das permanente Achten auf mögliche Gefühlsäußerungen in Tonfall und Mimik. Die Erfahrung, meine eigenen unwillkürlichen Signale gespiegelt und verbalisiert zu bekommen. Auf einmal war auch im Beruf nicht mehr das Kontrollieren und Verdrängen, sondern das Wahrnehmen und Regulieren der Gefühle das Gebot der Stunde. Bis ich nur noch weite und weiche Hosen tragen konnte und die Wohnung stets mit Sonnenbrille und Kopfhörer verließ.

Bis meine Wahrnehmung mit mir durchging und ich die Gefühle anderer immer öfter in mir selbst spürte. Heute suche ich die Balance. Gefühle genießen, Gefühle als Information lesen, aber auch abwarten, bis sie wieder vorbeigehen.

Fahrradfahren

Der Wind braust mir um die Ohren. Von oben überblicke ich die Landschaft. Es fühlt sich frei und sicher an. Bei Gefahr wäre ich schnell genug weg. Ich genieße die Stille, die nicht mal durch das Klappern meiner Schritte gestört wird, denn ich sitze auf meinem Fahrrad.

44 Jahre früher war das ganz anders. Nach ersten spielerischen Versuchen mit einem blauen Kinderfahrrad mit Stützrädern im Alter von drei Jahren bekam ich, soweit ich mich entsinne, zu meinem vierten Geburtstag ein „richtiges" Fahrrad geschenkt. Ich habe es als viel zu groß in Erinnerung. Das machte man ja früher häufig so: Den Kindern viel zu große Sachen kaufen, damit sie „reinwachsen" und man nicht so schnell was Neues kaufen muss. Es war rot und einschüchternd. Für mich war der Spaß des Fahrradfahrens erstmal vorbei. Ich schätze, ich brauchte ungefähr nochmal vier Jahre, bis ich mich auf das rote Fahrrad wagte. Komischerweise schaffte ich es sofort, einige Meter zu fahren, aber nach zwei, drei Stramplern war Schluss. Das Fahrrad neigte sich unweigerlich zur Seite und ich musste absteigen, um nicht herunterzufallen. Ich konnte einfach nicht das Gleichgewicht und die Spur halten. Das hielt zwei meiner Freundinnen allerdings nicht davon ab, mich zu einer Radtour über die B 14 einzuladen. Die B 14 zwischen Rottweil und Tuttlingen war damals die wahrscheinlich gefährlichste Bundesstraße im ganzen Land. Jedenfalls bretterten viele Autofahrens über die zweispurige schmale Landstraße, als wäre es eine Autobahn. Ich sagte meinen Freundinnen, dass ich noch nicht gut genug Fahrrad fahren könnte, aber das glaubten sie mir nicht. Hinterher schon. Widerstrebend und voller Angst kam ich mit. Mich einfach zu weigern, da meine Argumente nicht gehört wurden, kam mir nicht in den Sinn. Also fuhren wir auf der B 14, ich alle paar Meter in den

Graben und die anderen schwer genervt. Ein paar Autofahrens hupten, keinens hielt an, wobei die B 14 auch zu schmal war, um gefahrlos anzuhalten.

Es brauchte nochmal zwei Jahre und ein größeres Fahrrad, bis ich meinen ganzen Mut zusammen und mir fest vornahm, nach den Sommerferien mit dem Fahrrad ins Gymnasium zu fahren, „wie alle anderen auch“. Nicht, dass es nötig gewesen wäre. Unser Ort war klein genug, um überall problemlos zu Fuß hinzukommen, und ich wohnte ohnehin im Zentrum nah bei der Schule. Aber innerlich stellte ich mir inzwischen das Fahrradfahren schön vor. Mit Hilfe meiner unendlich geduldigen Ersatz-Oma Anna/Anne übte ich in den Ferien auf dem leeren Schulhof, und es dauerte gar nicht lange, bis ich das Gleichgewicht hielt. Ich habe das lange auf Annes Geduld geschoben und diese half sicherlich auch, in mir das Vertrauen zu stärken, dass ich es schaffen könne. Doch nach allem, was ich inzwischen durch Gespräche mit anderen Autistens weiß, war es weder Schuld noch Verdienst von Erwachsenen, dass ich erst mit zehn Jahren sicher Fahrrad fahren lernte. Es muss auch mit meiner inneren Unsicherheit zu tun haben, meiner Körperwahrnehmung und gewissen Schwierigkeiten, Absichten in Handlungen zu übersetzen und diese über einen längeren Zeitraum durchzuhalten. Vielleicht in etwa das, was mit „Dyspraxie“ gemeint ist.

Als ich einmal fest im Sattel saß, wollte ich nicht mehr runter. Stolz legte ich am ersten Schultag eine Vollbremsung vor dem Fahrradständer hin, an dem sich „die Coolen“ sammelten. Nachmittags kletterte ich entweder auf Bäume oder gurkte mit dem Fahrrad im Schneckentempo über den leeren Schulhof. Bald fuhr ich auch mit Freundinnen, allerdings nicht mit denselben wie oben, in die nächstgrößere Stadt Tuttlingen, um im Imbiss Kochlöffel eine Currywurst zu essen, im Laden Monsun eine Stretch-Jeans anzuprobieren, oder in Honeckers Plattenladen unter den gestrengen Blicken älterer männlicher Indie-Nerds Platten zu durchstöbern. Wir fuhren dabei selbstverständlich auf dem Radweg neben der B 14 – den gab es nämlich –, oft freihändig und manchmal mit den Füßen auf dem Lenker. Seitdem ich zum letzten Mal auf dem Rücken eines Pferdes saß, gab es nichts mehr, was mir solchen Spaß gemacht hätte.

Neben Fahrradfahren waren unsere einzigen Freiheiten in der Vorpubertät regelmäßige Freibadbesuche. Im Freibad wurden wir meistens von Jungs geärgert und das Schwimmen interessierte mich nicht besonders. Am ehesten mochte ich noch die Pommes dort. Für den Nachhauseweg schwang ich mich aufs Fahrrad. Wen kümmerte es da, dass ich mir die Jacke einfach über den Badeanzug gezogen hatte? Bevor jemand gucken konnte, war ich schon weg.

Später ging mir der Spaß am Fahrradfahren wieder ein bisschen verloren. Da ich mit Bus und Zug in eine andere Stadt zur Schule fuhr, wurden dies meine üblichen Verkehrsmittel. Und die meisten Wege bei uns waren recht bergig, so dass man, um alle mit dem Fahrrad zu schaffen, sportlicher hätte sein müssen, als ich es war. Auch mein Körpergefühl und Selbstvertrauen veränderten sich mit fortschreitender Pubertät wieder. Freihändig fahren konnte ich nicht mehr.

Bis ich, mich nach zwei traurig-einsamen Jahren in der Stadt meiner Träume, Berlin, daran erinnerte, wie gut mir der Wind in den Haaren getan hatte, und meine Mama bat, mir mein Fahrrad zu schicken. Sofort fuhr ich durch den nächsten Park und hatte endlich wieder dieses freie und sichere Gefühl, dieses „bevor ihr mir blöd kommt, bin ich schon weg." Ich fühlte mich ans Reiten erinnert und war der Natur, und sei es nur dem Wetter, auf jeden Fall näher als im Bus. Jahrelang bin ich danach jeden Tag 25 bis 40 km gefahren, zur Uni, um Freundens zu besuchen, und manchmal einfach so. Als ich mit dem Rauchen aufhören wollte, bin ich einmal am Tag durch die ganze Innenstadt gesaust, um denselben Halskratz-Effekt zu erreichen wie durch eine Schachtel Zigaretten. Ich habe es geschafft. Hin und wieder kamen mir ein paar körperliche Wehwehchen dazwischen, und mittlerweile baue ich mein ohnehin schon gemütliches Fahrrad regelmäßig um, um eine noch bequemere Sitzposition zu erreichen. Ich tendiere jetzt eher zu Beach-Cruiser statt zu Mountainbike, und wegen Rückenproblemen habe ich mir auch einen Roller zugelegt, der mir ein ähnlich gutes Gefühl gibt, wie es ein dreijähriges Kind wohl haben muss, das zum ersten Mal seinen Eltern davonfährt.

Gehen

Meine Beine laufen bergauf, als wären sie von einer unsichtbaren Feder aufgezogen worden. Je steiler der Berg wird, desto schneller werde ich. Je höher ich steige, desto leichter fühle ich mich. Meine Füße in leichten Kung-Fu-Sneakern erspüren jede Unebenheit und passen sich mühelos dem Untergrund an. Meine Beine beugen sich automatisch im richtigen Winkel, gleichen die Steigung aus und halten mich im Gleichgewicht. Ich könnte tagelang so weitergehen.

Meine Eltern haben mir erzählt, dass ich recht früh laufen konnte, und es scheint zu stimmen: Auf alten Familienfotos sehe ich mich, o-beinig und mit Babygesicht, an der Hand meiner Mutter gehen. Ich machte als Kind und Jugendliche nie besonders viel Sport, doch Laufen war für mich kein Problem. Auch nicht 20 oder 35 Kilometer weit. Solche Strecken kamen schon manchmal zusammen, wenn einen von der Dorfdisco niemand nach Hause fahren wollte. Meine beste Freundin und ich gingen also nachts durch Wiesen und Wälder. Wir genossen den Vollmond, der oft schwer wie eine saftige Orange am Himmel hing. Wir genossen das wohlige Gruseln, das einen nachts im Wald überkommt, auch wenn Wölfe uns damals nur aus Märchen bekannt waren und nicht aus Zeitungsberichten. Wir sahen Sonnenaufgänge, die schöner waren als Sonnenuntergänge. Wir fühlten uns in unserer Ausdauer und unserer geteilten Einsamkeit stolz und einzigartig.

Niemand konnte also sagen, dass ich schlecht laufen könne. Viele meinten aber, ich täte es auf die falsche Art und Weise. Zu hölzern, zu breitbeinig, zu sehr wie ein Mann, ein Seemann sogar, manchmal auch zu federnd, zu tänzelnd, mit zu viel Hüftschwung, der unverschämterweise nicht nur zur Seite, sondern auch nach oben und unten ging, so ähnlich wie beim Merengue tanzen. Eines Tages, als ich schon längst aus meiner Heimatstadt weggezogen war, ging ich dort im Dunkeln, mit neuer Frisur, neuen Klamotten und einem Döner in der Hand meine alte Straße hoch. Von weitem rief ein Bekannter meinen Namen. Ich konnte mir beim besten Willen nicht vorstellen, woran er mich erkannt haben konnte. Am Döner? Er sagte, am Gang.

Manche Leute machten sich auch lustig über meinen Gang. Als ich noch Kind war, lief mehr als einmal jemand, meistens ein größeres Kind, neben mir her und machte meinen Gang nach, vor allem meine Art, beim Gehen die Arme zu schwingen. Später beim Tanzen fanden manche Menschen meinen Armschwung durchaus elegant, meinen Hüftschwung sowieso. Mein auch manchmal noch durchkommenden Seemannsgang hingegen verschaffte mir in der Großstadt ungewollten Respekt. Regelmäßig wurde ich nach Feuer gefragt und manche Leute hielten mich von hinten für einen Typen.

Heute verschwende ich keine Gedanken mehr an die Art, wie ich gehe. Heute bin ich froh, dass ich überhaupt gehen kann. Mein Burnout vor fünf Jahren äußerte sich vor allem durch körperliche Symptome. Chronische Entzündungen machten sich in meinem ganzen Kopf- und Halsbereich und in meinen Gelenken breit. Sprechen fiel mir schwer und schmerzte. Jeder Atemzug fühlte sich an wie eine in bereits müdem Zustand erklommene Treppenstufe. Oft konnte ich nur flüstern. Manchmal brachte ich gar keinen Ton heraus. Nach einigen Wochen hörten meine Beine auf, wie gewohnt zu funktionieren. Wenn ich aufstehen wollte und noch müde war, knickten mir Knie oder Hüften weg. Manchmal musste ich mich auf das Aufstehen innerlich vorbereiten wie auf eine schwierige Gymnastik-Übung. Dank Yoga, Bergluft und ayurvedischer Ernährung bin ich im Wortsinn wieder auf die Beine gekommen und habe auch meine Stimme wiedergefunden. Aber wenn ich sehr wenig schlafe oder erkältet bin, gibt es auch heute noch Momente, in denen meine Kniegelenke leicht nachgeben und mich daran erinnern, dass Gehen auch für mich nicht selbstverständlich ist.

Solange ich es kann, genieße ich das Gehen. Was ich hingegen nie mochte, war rennen. Obwohl ich bei anderen Sportarten heute relativ ausdauernd bin, macht mir Rennen, das über einen Sprint hinausgeht, ein ganz schlechtes Gefühl. Ich komme mir dann vor, als würde ich vor etwas wegrennen. Ich bekomme körperliche Angstsymptome wie Herzrasen und Atemnot, die sich zu schnell einstellen, als dass nur die Anstrengung ihre Ursache sein könnte. Ich nehme an, der limbische Teil meines Gehirns liefert der Wirkung „Rennen" eine imaginierte Ursache nach und sendet Signale, als ob eine Gefahr bestünde. Mit Rennen assoziiere ich immer „vor etwas weglaufen" und das ist nicht mein Weg.

Sehen

Wie viele Menschen ging ich im Herbst des Jahres, in dem ich 45 wurde, zur Optikerin, um meine Sehkraft testen zu lassen und mir eine passende Brille auszusuchen. Auf dem Heimweg kam ich an einem Spielplatz vorbei und traf dort zufällig auf meinen Partner und unser Kind. Ich staunte, als ich bei meinem Partner ein paar graue Härchen an den Schläfen entdeckte. Froh über meinen neuen Durchblick und erleichtert, dass ich nicht die einzige von uns beiden war, die langsam ergraute, blickte ich in die Weite des Spielplatzes und sagte verblüfft: „Die Sachen stehen ja auf einmal hintereinander!“ Mein Mann entgegnete: „Das tun sie doch immer.“ Und ich sagte: „Na klar, aber bisher habe ich das nie gesehen. Ich sehe plötzlich die Welt in 3D, wie in einem Diorama.“ Und er so: „Die Welt ist 3D. Was ist ein Diorama?“. Jetzt war mir auch klar, warum mich Dioramen schon immer so faszinierten. Skulpturen übrigens auch. Sie sahen für mich realer aus als die Realität, denn sie hatten eine glaubwürdige Räumlichkeit, die man nicht nur von vorne sehen, sondern auch von oben überprüfen konnte.

Ich hatte also die Welt bis dahin überwiegend in 2D gesehen. Das könnte einiges erklären. Weshalb ich ab und zu gegen Wände und Türen gelaufen bin. Weshalb ich meine erste Zigarette nur schwer mit dem Feuerzeug getroffen habe. Weshalb ich keinen Unterschied zwischen einem 3D und einem 2D Film erkennen konnte bis auf das irritierende rotblau der 3D-Brille. Aber auch, weshalb ich gut zeichnen konnte. Ich konnte intuitiv Gegenstände und deren Anordnung mit hell-dunkel Kontrasten darstellen. Auch in Perspektive zu zeichnen, gelang mir gut, wahrscheinlich weil mein Gehirn sowieso gewohnt war, aus der Größe und sichtbaren Oberfläche von Gegenständen deren Entfernung und Lage zu berechnen.

„Wie hast du dann deine Gegner beim Karate getroffen?", fragte mein Mann, nachdem ich versucht hatte, ihm meine Sicht der Dinge zu erklären. Das war nie ein Problem, denn beim Karate lernt man, selbst den richtigen Abstand einzunehmen. Man steht so, dass man noch ungefähr die Füße dens Gegnens sieht, wenn man nach vorne guckt. Man sieht die Körpergröße des Gegnens und weiß auswendig, wo bei den meisten Menschen der Solarplexus sitzt. Dahinzuschauen, wo man hinschlagen will, wäre unpraktisch, dann wäre dens Gegnens ja gewarnt. Auch habe ich zwar kein räumliches Sehen, aber dafür andere räumliche Wahrnehmungen. Ich war immer gut in allen Kampfkunstübungen, die man mit geschlossenen Augen ausführt, wie den klebenden Händen. Oft kann ich auch erspüren, wo der andere Mensch steht. Ich kann es am Atmen hören, an einem Schatten über meinen geschlossenen Augen erkennen, an der Körperwärme und manchmal vielleicht sogar – manche Autistens sagen das von sich, ich selbst bin mir da nicht ganz sicher – am elektrischen Knistern der Gedanken.

Deshalb kann ich auch sehr schlecht irgendwo sitzen, wo jemand hinter mir ist, und kann in zu vollen Räumen, wie sie bei Uni-Seminaren oft vorkommen, kaum klar denken. In den Stuhlkreisen der freien Bildungsarbeit gelingt das schon eher. Viele Menschen finden es unangenehm, wenn jemand hinter ihnen sitzt. Kaum jemand setzt sich in einem Café spontan in die Mitte. Meine starke Abneigung dagegen teile ich außer mit anderen Autistens und Traumatisierten noch mit Menschen, die zu viele Thriller gesehen haben, in denen tatsächlich jemand von hinten angreift, was im echten Leben ja äußerst selten ist.

Auf meine Augen kann ich mich also nicht verlassen, wenn es um Entfernungen geht. Dafür habe ich mit ihnen eine umso größere Freude an Farben und Formen. Lange Zeit war ich fasziniert von Konturen. Ich hätte am liebsten alles nachgezeichnet, echte Ansichten wie den Blick aus meinem Fenster in Zeichnungen verwandelt. Manchmal verschönerte ich Fotos auf diese Art. Aus abstrakten Formen stellte ich schwarz-weiße Zeichnungen, nein fast schon Gemälde zusammen, denn mit Mustern erreichte ich Effekte, die fast schon mit denen von Farben vergleichbar waren. In Art eines Horror Vacui mussten weiße Flächen, sei es der Innenumschlag eines Ordners oder der Kasten, in dem die Nähmaschine aufbewahrt wurde, mit komplexen und regelhaften Mustern verziert werden. Aber ich wagte mich auch an schwarz–weiße Landschaftsmalerei und erfand dazu eine eigene Sprache, in der bestimmte Formen und Muster für Bäume, für Wasser und für die Sonne standen. All das machte ich mit meinem Füller, manchmal zuhause, aber meistens während des Schulunterrichts.

An Farben hatte ich mindestens genauso große Freude und sie werden, da mit zunehmendem Alter Konturen für mich verschwimmen, immer wichtiger. Als meine Eltern die Wohnung renovierten, wünschte ich mir als Kind, mein Zimmer solle Königsblau gestrichen werden. Meine Eltern erlaubten es nicht und aus Trotz entscheid ich mich für die Komplementärfarbe dunkles Rotorange. Das passte zwar zu den braun-orange-gelben Möbeln der 1970er Jahre, machte mir aber oft ein unangenehm warmes Gefühl. Sobald ich meine eigene Wohnung hatte, bemalte ich alle Wände und strich die Toilette Ultramarinblau. Gäste, die den kleinen Raum betraten, berichteten, dass sie sich instinktiv die Nase zuhielten, als würden sie tauchen. Ich bin also eher ein *sensory seeker* als ein *sensory avoider*, was Farbe angeht, also jemand, der starke Sinneseindrücke nicht vermeidet, sondern sucht und genießt.

Unabhängig von der Mode habe ich immer ein Teil in Neonfarben in meinem Kleiderschrank, weiß aber auch gedeckte, dämmrige und neblige Töne zu schätzen wie Rostrot, Ockergelb und Salbeigrün. Welche Farbe an zweiter Stelle meiner Lieblingsfarben kommt, wechselt immer wieder. Mal ist es klares, fokussierendes Schwarz, mal erdiges, lehmiges Braun, mal fröhliches, sonniges Orange, mal leuchtendschreiendes Gelb, mal nächtlich-samtiges Violett, mal erfrischend-reinigendes ultramarin- oder himmelblau.

Meine erste Lieblingsfarbe aber war immer Grün, das glücklicherweise in hunderten Schattierungen bei nur einem einzigen Blick in eine Wald- und Wiesenlandschaft zu sehen ist. Lindgrün, Maigrün, Salbeigrün, Resedagrün, Mintgrün, Olivgrün, Tannengrün, Flaschengrün, Laubfroschgrün,

Grasgrün, Basilikumgrün, die verschiedenen Grüntöne des Gesteins Malachit, das geheimnisvoll halbdurchsichtige hellbläuliche Grün des Aquamarins, die Türkistöne von eisigen Bergbächen und -seen und seichten tropischen Gewässern sowie die chemisch-‚giftigen' Grüntöne von Neongrün und Phosphor, wie an diesen Kinderspielzeugen, die im Hellen weiß sind und im Dunkeln grünlich leuchten. Es gleicht für mich einer religiösen Erfahrung, im dunkeln Hochschwarzwald das wachsig-harzige Tannengrün und das frischluftig-fluffelnde Moos im einheitlichen Dunkeln zu erkennen, in Ur- und Regenwäldern das Sonnenlicht durch hell- und mittelgrüne, ihre Adernstruktur offenbarende Blätter verschiedener Bäume wie durch bunte Kathedralenfenster gefiltert zu empfangen – nebenbei bemerkt auch ein räumlicher Genuss. Ich liebe diesen französischen Pfefferminzsirup, der schnödes Leitungswasser als Menthe-a-l'eau in eine nicht nur gustatorische und olfaktorische, sondern auch in eine optische Erfrischung verwandelt. Teilweise habe ich so viel davon getrunken, dass ich gegen den Farbstoff E 102 eine vorübergehende Unverträglichkeit entwickelt habe. Auch auf dem Teller macht mir Grün gute Laune. Spinat, Basilikum, Zucchini, grüne Spargel, Frühlingszwiebeln und frische Erbsen erfreuen meine Augen und meinen Magen und dürfen gerne alle zusammen in ein frühlingshaftes Risotto oder Nudelgericht. In der Stadt fehlt mir leider oft der Ausblick auf natürliches Grün, so dass es sich immer öfter an meiner Kleidung oder an meinen Wänden findet.

Was habe ich nun aus meiner neuen Fähigkeit räumlich zu sehen gemacht? Nun, sie ging mit zunehmender Gewöhnung an die Brille langsam wieder verloren. Anfangs starrte ich zuhause noch fasziniert auf meine Topfpflanzen, die durch ihre neue Räumlichkeit viel lebendiger und fast wie undurchdringliches Gestrüpp wirkten. Auch meine Freude an Konturen lebte wieder auf, da ich an den Rändern der sichtbaren Oberflächen die Rundungen erahnte, so dass ich die Bauchigkeit einer Vase fast zu fühlen glaubte. Nach ein paar Tagen verblasste der Effekt und ich erkannte visuell, wie zuvor ohne Brille, nur wenige Unterschiede zwischen der echten Welt und einem Handy-Foto. Offenbar war mein Gehirn wieder zu seinen alten Tricks zurückgekehrt und hatte das räumliche Sehen nicht dauerhaft angenommen. Eine kurze Internetrecherche ergibt, dass das daran liegen könnte, dass ich als Kind das räumliche Sehen nie gelernt habe. Vielleicht wegen einer lange unerkannten Fehlsichtigkeit auf dem linken Auge, die dazu geführt haben könnte, dass ich mich bis dahin vor allem auf das rechte Auge verlassen hatte. Davon hatte ich bis dahin nie etwas bemerkt. Im Gegenteil, meine Augen galten unter Freundens und Familie als ausgesprochen gut und ich war immer die Erste, die aus der Ferne die Aufschrift eines Wegweisers lesen konnte. Vielleicht lag dies aber auch daran, dass ich mich durch die Entfernung, die ich optisch nicht wahrnahm, auch nicht habe einschüchtern lassen. Oder weil die Tricks und Hacks meines Gehirns, um das räumliche Sehen zu ersetzen, einfach zu gut funktionierten?

Content note: Cis-Normativität, Geschlechtsdysphorie

Identifizieren

„He, Dicker, hast Du mal 'ne Zigarette?“, sprach mich jemand von hinten an. Als ich mich umdrehte, blickte ich in ein erschrockenes Gesicht, das so gar nicht zu der betont cool wirkenden Ansprache passen wollte. „Oh, Entschuldigung, entschuldige bitte. Ich meine, ich habe nur die Parka gesehen und die breiten Schultern. Ich meine, die pinke Handtasche schon auch, aber ich dachte, du bist vielleicht schwul.“ Der Mensch, der eigentlich nur eine Zigarette von mir wollte, hatte mich offensichtlich von hinten als Mann gelesen und von vorne als Frau und war dadurch schwer verwirrt. Mir schien es weniger auszumachen als ihm, war ich doch zur damaligen Zeit, als ich regelmäßig Kampfsport machte, solche Verwechslungen gewohnt. Mein Partner, den diese ebenfalls mehr verstörten als mich, hatte mir eigens zu deren Vermeidung die besagte pinke Handtasche geschenkt, die ich mir sicher nicht selbst ausgesucht hätte.

Jahre später, inzwischen altersbedingt schmaler und weniger sportlich, finde ich mich auf einem Autismuskongress in einer spontanen Diskussion wieder, ob autistische trans Jugendliche dieselben Rechte auf Selbstbestimmung haben sollten wie andere trans Personen. Mein vehementes „Ja“ brachte mir immer mehr Diskussionspartnens ein, die sich mit abgedroschenen „ja, aber“-Argumenten für Abwarten und Hinauszögern aussprachen. Darunter befanden sich auch autistische Personen, die der Meinung waren, Autistens seien leicht zu beeinflussen und wüssten eventuell nicht so gut um die eigene geschlechtliche und sexuelle Identität Bescheid. Und wenn die Geschlechtsdysphorie, also das Leiden am zugewiesenen Geschlecht und dessen Inkongruenz mit dem eigenen, traumabedingt sei und so weiter... Ich kämpfte dagegen an und erzählte meine eigene Geschichte, wie ich als Kind dachte, ich kann und darf als

Mädchen alles, auch wenn andere meinten, meine Interessen oder mein Kleidungsstil seien nicht weiblich genug. Wie ich als junge Erwachsene nach meiner ersten heterosexuellen Langzeitbeziehung ganz stark den Wunsch hatte, aus dem Zwei-Geschlechter-System auszusteigen, noch ohne zu wissen, dass dies eine tatsächliche Möglichkeit sein könnte. Wie mich in der nächsten, freieren heterosexuellen Beziehung in meiner Rolle als Frau sehr wohl fühlte. Wie nach Gewalt, Traumatisierung und partieller Heilung sich der Anteil in mir verfestigte, der sich von Geschlechtsidentität an sich gelöst hatte und ich mich, nachdem ich diese Begriffe kennengelernt hatte, eine Weile lang als fluide zwischen weiblich und agender sah. Und auf einmal spürte ich, wie vor allem bei den nichtautistischen Gesprächspartnens sich die Ansicht zu bilden schien, hier spräche jemand aus einer parteiischen, wahrscheinlich betroffenen Perspektive. Da ich trotz allem mein Leben lang Cis-Privilegien genieße und nicht vorhabe, das demnächst zu ändern, ist das natürlich Quatsch. Und andererseits auch nicht: Denn ich scheine mein Geschlecht, egal wie ich es benenne, tatsächlich anders zu erleben als viele allistische Personen. Das fällt mir nicht nur im Kontakt mit cis Personen auf, sondern auch mit nichtautistischen trans Personen. Ich bin immer wieder überrascht, wie schnell mir aufgrund meines Äußeren oder einer einzelnen Äußerung unterstellt wird, ich würde mich aktiv mit meinem cis Status identifizieren. Oder umgekehrt, wenn angenommen wird, meine kurzen Haare sollten etwas über meine Identität ausdrücken, während ich sie tatsächlich nur aus sensorischen Gründen trage. Erst recht, wenn ich über mein Verhältnis zu meinem Frausein spreche und als Antwort bekomme: „Dann bist Du eigentlich agender." Ich fülle heute viele der Rollen gerne aus, zu denen mir das Leben als cis Frau einfachen Zugang gibt, wie Mama, Oma oder Tante. Ich kenne aber auch Überlastung in manchen dieser Rollen und die *Gender Dysphoria*, die mich in oder nach Langzeitbeziehungen ab und zu befällt, und die man in meinem Fall vielleicht eher als Gender Burnout beschreiben könnte. Ein Vorteil am Autistischsein ist für mich jedenfalls, dass ich andere so stark ausgeprägte Persönlichkeitsmerkmale habe, dass für mich Geschlecht tatsächlich oft nicht wichtiger als eine Jobbeschreibung ist. Darin kann eine große Freiheit liegen, die ich persönlich für mich so nutze, dass ich ausprobierte Labels wie agender oder autgender wieder verworfen habe, und die für andere gerade in der selbstbestimmten Erfindung und Aneignung solcher Begriffe bestehen kann.

Content note: körperliche Gewalt im Familienkontext, Nazi-Hintergrund

Konkurrieren

Seine Faust schlug durch die Glastür und ich stand in einem Regen aus Scherben und Splittern. Schwer zu sagen, wie viele Sekundenbruchteile vergingen zwischen meiner Angst, er könne die Scheibe zwischen uns einschlagen und dem Moment, in dem er es tat. Vielleicht tat er es zuerst und meine Angst kam hinterher. Es war einer dieser Momente, die zeitliche Abläufe im Gehirn dauerhaft durcheinanderbringen, im Nachhinein Trauma genannt. Jedenfalls schubste ich meinen Opa weg, bevor seine Faust in meinem Gesicht landen konnte. Er fiel nach hinten und das Nächste, woran ich mich erinnere, sind Stimmen, die sagten: „Der arme alte Mann. Dieses ungezogene Kind.“ Ja, gut erzogen war ich nicht mehr, nachdem ich bereits vier Jahre lang mit dem „armen alten Mann“ um die Rolle des „Mannes im Haus“, was damals so viel bedeutete wie dem, der entweder Gewalt ausübt oder vor ihr schützt, konkurriert hatte.

Der arme alte Mann vertrug so viel Alkohol wie ein Kind und trank ihn trotzdem täglich. Der arme alte Mann wohnte über uns und ließ uns erschaudern, wenn wir ihn die Treppe runter trampeln hörten. Der arme alte Mann meinte, er sei „der Mann im Haus“. Der arme alte Mann machte uns zu Weihnachten teure Geschenke und verfolgte uns den Rest des Jahres, unter anderem, weil er befürchtete, wir könnten zu viel Geld ausgeben. Der arme alte Mann war im Krieg gewesen und litt sicher eher unter dem, was er getan und gesehen hatte, als unter dem, was ihm angetan wurde. Der arme alte Mann hatte zwei Jobs gleichzeitig gehabt, obwohl er schon von einem so viel Stress empfand, dass er diesen als Rechtfertigung nutzte, um zuhause jeden Abend Gewalt gegen seine Kinder auszuüben.

Der arme alte Mann war wahrscheinlich wirklich arm, nicht an Geld, aber an vielem anderen. Tyrann zuhause und wahrscheinlich auch in der Fabrik, die ihm gehörte, schüchtern und „duggetle“, also von unterwürfig wirkender Haltung, auf der Straße, in der Kneipe, in der Kirche. Selbst der Pfarrer bei seiner Beerdigung wusste nichts Besseres über ihn zu sagen, als dass er sich stets bemüht hatte, und sogar das zog ich damals in Zweifel.

Der arme alte Mann war ein Zeitgenosse Hans Aspergers gewesen, an dem dieser seine helle Freude gehabt hätte. NSDAP-Mitglied ab 1937, Spezialinteresse Finanzen, pflichtbewusst bis zwanghaft, nach der Rente sofort Herzinfarkt und Schlaganfall. Er sprach Leute bevorzugt von schräg hinten an. Zuneigung zu seiner Tochter zeigte er höchstens, indem er sich dazu herabließ, sich von ihr pflegen lassen. Wenn meine Mutter mal weg war, musste ich auf ihn aufpassen, später auch füttern.

Der arme alte Mann hat es nicht immer leicht gehabt. Die Leute im Ort wussten schon, dass er „was hat“ oder „nicht ganz recht“ war. Aber als reicher *weißer* christlicher Mann, der in der Schule und bei der Arbeit ‚funktionierte‘, stand er auf der Täter- und nicht auf der Opferseite. Jeder wusste, dass auch wir es nicht leicht mit ihm hatten, obwohl er uns viele seiner Privilegien vererben sollte.

Das Wort „Autismus“ kannte ich damals nicht, doch meine Wahrnehmung meines Opas prägte, was ich keinesfalls sein wollte. Zum Glück fand ich in meinem Vater und in meiner Mutter passendere Vorbilder. Und doch teile ich einige Talente mit meinem Opa. Als „tüchtig“ hatte er mich manchmal bezeichnet, wenn ich gerade in Extremsituationen – wie der obigen, die er selbst erzeugt hatte – handlungsfähig blieb. Auch meine Steuererklärung mache ich nicht ungern, versuche dabei aber, anders als mein Opa, nicht das Maximum für mich selbst rauszuholen. Und wenn ich mich ganz anders verhalte als er, zum Beispiel mein Geld ausgebe, dann nicht selten aus Trotz.

Nachdem ich selbst entdeckt habe, dass ich autistisch bin, frage ich mich, wie das meine Sichtweise auf meinen Opa beeinflussen wird. Noch stecke ich zu tief im eigenen Trauma, zu präsent ist meine eigene Angst vor ihm. War er nur ein Mann, der kommandierte und schlug, weil er es konnte, weil andere von ihm abhängig waren, entweder finanziell oder emotional oder weil sie sich für ihn verantwortlich fühlten, da er ihre Unterstützung im Alltag brauchte? Vielleicht ist das ein Teil der Wahrheit. Ist der andere Teil der Wahrheit die Wahrnehmung meiner Mutter, dass er vieles nicht mit Absicht getan hatte? Hatte er tägliche *Meltdowns*, emotionale Zusammenbrüche vor sensorischer oder sozialer Überlastung, in denen er nicht wie ich manchmal eine Taschentücherbox in die Ecke warf, sondern eines seiner Kinder? Für mein Verhältnis zu ihm ändert das vielleicht gar nicht so viel, wohl aber für mein Verhältnis zu mir selbst und zu anderen Menschen, die mich manchmal an meinen Opa erinnern.

Heute hätte mein Opa sicherlich eine Diagnose und würde sich sehr viel expliziter mit seinen Eigenschaften und Fähigkeiten auseinandersetzen müssen, sowohl mit denen, die in der Gesellschaft abgewertet werden, als auch mit den geschätzten. Würde er seine Fähigkeiten anders einsetzen, würde er seinen Stress anders abbauen?

Als sympathischer Nerd à la Big Bang Theory würde er wahrscheinlich auch heute nicht durchgehen. Wäre er in einer Zeit, in der Soft Skills in Beruf und Partnerschaft höher geschätzt werden als früher, ein einsamer und erwerbsloser Incel geworden? Wäre er gar ein stolzer Vertreter der *Aspie Supremacy*, einer Strömung, die in Tradition Hans Aspergers Menschen offen nach ihrer vermeintlichen kognitiven Leistungsfähigkeit sortiert und nur ein bisschen versteckter nach *gender* und *race*?

Als autistische und traumatisierte Frau hatte ich das Gefühl, dass mir viele Wege nicht offenstanden, auf denen ich meine Talente hätte entfalten können. Die Atmosphäre im Informatikstudium stellte ich mir ähnlich sexistisch wie in der Schach-AG in meiner Schule vor. Mich aufs Geldverdienen zu fokussieren war schon wegen des schlechten Beispiels meines Opas ausgeschlossen. Vielleicht haben gerade die Privilegien, die mir als Mädchen und Frau im Vergleich zu meinem Opa fehlten, dazu geführt, dass ich mehr über mich selbst und andere Menschen gelernt habe als er und deshalb nicht sofort als „nicht ganz recht" abgestempelt wurde. Andererseits möchte ich mich auch nicht auf die Rolle als hyperempathische autistische Frau und die Abgrenzung zu vermeintlich gefühlskalten oder alexithymischen, also die eigenen Gefühle schwer wahrnehmenden, autistischen Männern zurückziehen. Meine eigene Gefühlsstärke habe ich wie auch meine vorübergehende Abstumpfung vor allem durch Erfahrungen erworben, die ich mir selbst gerne erspart hätte. Und ich möchte auch nicht die rationalen Anteile in mir abwerten, denn diese haben mich stets stabilisiert.

Manche autistische Frauen und nonbinäre Personen haben Angst vor manchen autistischen Männern. Individuell ist dies biographisch oft verständlich und sollte doch nicht auf alle autistischen Männer übertragen werden. Und viele autistische Frauen, nonbinäre und trans Personen finden noch schwerer als autistische cis Männer einen Weg, ihre autistischen Fähigkeiten anzuwenden und sich damit Anerkennung oder Geld zu verdienen. Das macht uns noch deprivilegierter und vulnerabler als autistische cis Männer, auch für Gewalt in Beziehungen. Zugleich haben wir genau darum oft besser *masking* und *passing* gelernt, also autistische Eigenschaften zu verstecken, und ziehen weniger ungewollte Aufmerksamkeit im Alltag auf uns. Dabei verausgaben wir uns aber auch stärker und verleugnen uns teilweise selbst mit Folgen bis zum Burnout. Beide Seiten haben ihre spezifischen Probleme und manche von uns, die sich nicht binär als entweder Frau oder Mann erleben, trifft beides. Also gestehen wir jeder Person und Gruppe den Schutzraum zu, die sie braucht und lassen wir uns dabei nicht künstlich voneinander trennen oder in Konkurrenz zueinander bringen.

Content note: sexualisierte, sexistische und ableistische Gewalt, (Re-)Traumatisierung

Verarbeiten

Kurz vor Ende der zweiten Sitzung, in der die Psychiaterin mit mir den Fragebogen zur Autismus-Diagnose durchging, hatte ich plötzlich den Drang, ihr etwas zu erzählen, nach dem sie nicht gefragt hatte. Ohne zu wissen warum, schien es mir ein wichtiger Beitrag zur Diagnose zu sein. Ich erzählte ihr, wie ein Mann, der mich mit 22 Jahren nach einer einjährigen, beiderseits halbherzig eingegangenen, Beziehung vergewaltigt hatte, mir danach sinngemäß erklärte, er hätte mich schon im Kindergarten als Opfer ausfindig gemacht. An seine genauen Worte erinnere ich mich nicht, wohl aber, dass darin sowohl Geringschätzung als auch Attraktion mitschwangen, die sich an dieselben Eigenschaften zu knüpfen schienen. Immer wieder überlegten wir gemeinsam in meiner Selbsthilfegruppe autistischer Frauen, was die Gründe dafür seien, dass so viele von uns Erfahrungen mit sexualisierter und Partnerschaftsgewalt haben. Solche Gespräche können eigentlich nur in einem solchen, weitgehend geschützten Rahmen stattfinden. Außerhalb dieses kontrollierten Rahmens besteht stets die Gefahr, dass unsere Suche nach den Ursachen unserer Vulnerabilität von potenziell gewaltausübenden Personen als Anleitung gelesen, oder dass sie für eine Täter-Opfer-Umkehr instrumentalisiert wird. Eine solche Instrumentalisierung habe ich erlebt, als ich erstmal anonym in einem dafür gedachten Internetforum über meine Erfahrung schrieb.

Kurz nachdem ich meine Autismus-Diagnose erhalten hatte, erschien in meinem Posteingang eine E-Mail von dem oben erwähnten Mann mit dem Betreff „Bitte um Verzeihung“. 23 Jahre nach der Tat und somit erst, nachdem diese juristisch verjährt war, signalisierte er mir Bereitschaft zu einer Selbstanzeige. Schwerer als die leichte Genugtuung, dass ihn die Sache immer noch beschäftigte, wog bei mir der Ärger über die Wahl des Zeitpunkts, mit dem er sich vor

Konsequenzen schützte, und das Gefühl, selbst zurückgeworfen zu sein in eine längst überwunden geglaubte Opferrolle. Ich hatte gerade zwei Verträge für mein erstes Buch im Briefkasten und kämpfte nun darum, mir die Freude darüber nicht verderben zu lassen. In dem Buch hatte ich die Gefahr von Gewalt in romantischen Beziehungen anfangs prominent erwähnt, dann aber auf Anraten aller Personen, die das Manuskript gelesen hatten, weit nach hinten geschoben, um nach einer Beziehung suchenden Autistens keine Angst zu machen. Nun kam das Thema zu mir zurück. In meiner Paarberatung hatte ich anfangs alle Anfragen, in denen es um Gewalt ging, abgelehnt, um als betroffene Person nicht getriggert zu werden und weil ich fand, dass Paarberatung nicht die richtige Methode sei, zumindest mit einseitiger Gewalt umzugehen. Nach mehreren Jahren Beratungspraxis merke ich, dass ich dies nicht strikt durchhalten kann. Gewalt begegnet mir dort in allen Formen und mit allen Rechtfertigungen: Von Personen, die meinen ihrer autistischen Beziehungsperson helfen zu müssen und wenn sie selbst überlastet oder mit dem Ergebnis ihrer Hilfe unzufrieden sind, mit Aggression und Gewalt reagieren. Von Personen, die anderen Therapien aufzwingen, denen sie sich selbst nie unterziehen würden, oder anderen Therapien ausreden oder verweigern, weil sie nicht den Effekt versprechen, den sie sich als Eltern oder Partnens wünschen. Von der stillen Gewalt auferlegter Strukturen, die dem Bewältigen des Alltags mit seinen Aufgaben und Reizen dienen und kaum mehr Raum für Selbstbestimmung lassen. Meistens richtet sich die Gewalt gegen die Person, der es auch ohne diese schon am schlechtesten ginge. Was kein Fall mehr für die Paarberatung ist, im echten Leben aber vorkommt: Dass Menschen Gewalt gezielt gegen Autistens ausüben, weil sie denken, wir seien leichtgläubig, aber uns würde nicht leicht geglaubt. So war es in meinem Fall tatsächlich auch. Weder bei Freundens noch bei einigen Profis aus dem psychosozialen Bereich bin ich mit meiner wie üblich nüchternen Schilderung durchgedrungen.

Verzeihen möchte ich der Person, die gegen mich Gewalt ausgeübt hat, nicht. Es gibt aber eine Menge Dinge, die ich mir selbst gerne verzeihen würde: Dass ich damals überhaupt diese Beziehung eingegangen bin, weil ich glaubte, damit meine Einsamkeit besser überwinden zu können als mit Freundschaften. Dass ich keinen Mut hatte, mich über den erfolgreichen Versuch dieser Person hinwegzusetzen, mir den Kontakt zu gemeinsamen Bezugspersonen abzuschneiden. Dass ich die Geringschätzung, die sich hinter seinen vielen ungebetenen Ratschlägen an mich verbarg, nicht wahrgenommen oder sogar akzeptiert habe. Dass ich nach dem erneuten, ungewollten Kontakt mehr über mein damaliges Aushalten und Verdrängen nachdachte als über sein Angreifen und Aufzwingen, fühlte sich zuerst ermächtigt an und machte mich zugleich stutzig. Einerseits mischten sich Scham und Empörung in meine Gefühle, die bisher aus purem Schmerz bestanden. Ich deutete das als Zeichen, dass meine Selbstachtung und mein Sicherheitsgefühl höher seien als damals, so dass ich noch überraschter darüber war, verletzt worden zu sein. Ich befürchtete aber auch, etwas von der Täterperspektive in mich aufgenommen zu haben, um nicht ewig in der mir aufgezwungenen Rolle des Opfers zu verbleiben. Erst eine dritte Perspektive ermöglichte mir den Ausstieg aus dieser Zwickmühle: die der Personen, die ich selbst in meinem traumatisierten Zustand verletzt, sekundär traumatisiert oder denen ich in missglückten Versuchen der Selbstheilung selbst einen Platz in dieser Gewaltkonstellation aus Täter, Opfer und Helfern zugewiesen hatte. Und natürlich die strukturelle Perspektive auf Gewalt und ihre disziplinierende Wirkung auf die gewaltbetroffenen Personen, die leider trotz Wissens darum in meinem Fall voll wirkte.

Es ist so selbstverständlich wie wichtig zu betonen, dass ich nicht herbeigeführt habe, das mir dies passiert ist. Deshalb ist es schwer, einen Titel für dieses Kapitel in meinem nach Handlungen gegliederten Buch zu finden. Zunächst war der Einzige, der mir ehrlich erschien, „aushalten". Denn ich wollte einfache Erzählungen zurückweisen, die zum Beispiel von Therapeutens an mich herangetragen wurden, ich könne diese Erfahrung überwinden, stärker daraus hervorgehen oder sie transformieren, indem ich meinen Teil der Geschichte erzähle. Erzählen fühlt sich nicht wie Befreien an, Schweigen aber wie Lügen. Schreiben erfordert, ehrlich zu mir selbst zu sein und mich zu fragen, was ich von meiner Erfahrung mitteilen will. So habe ich durch das Umschreiben des Kapitels doch so etwas wie „Verarbeiten" begonnen.

Schmecken

Ich muss sofort diesen Sesamgeschmack auf meiner Zunge spüren. Ich kann nicht mehr länger warten. Wenn ich daran denke, spüre ich es schon auf Zunge und Gaumen, das leicht klebrige, zähflüssig-träge Tahin, in das ich mein Simit gleich tunken werde. Ein süßer, kräftiger, würziger Geschmack muss her, nur das gibt mir die Energie, mich heute an die Arbeit zu machen oder überhaupt irgendwas zu tun. Wäre ich nicht in Berlin, sondern in meiner schwäbischen Heimat geblieben, gälte mein Verlangen jetzt einem Nusshörnchen, einer Anisschnitte oder einem Flammenden Herz. Das heißt wirklich so. Ein Gruß an die Bäckerei Merkt in Spaichingen!

Früher habe ich mich am Knacken kräftig-herber Schokolade erfreut, an der haarsträubend bitteren Öligkeit eines Espresso, am heiß-zischenden Stechen von grüner Chili, an der erwachsenen Karamellnote einer Créme Caramel und der kindlichen Milchsüße in ihrem Inneren, an der weichschleckigen oder hautig-widerständigen Konsistenz verschiedener Meerestiere, am von stundenlangem Schmoren und aufopfernder Liebe kündenden Knochenaroma von Fleischsoßen, an der Verwandlung von Ekel in Genuss bei geronnenen Körperflüssigkeiten in Käse oder Blutwurst.
Heute erfreue ich mich am sandig-kieseligen Krachen der Nüsse, am nach Selbstbemutterung riechenden Haferflockenbrei darunter, an der ausfüllenden Weichheit der Linsen-Süßkartoffelsuppe, am harzigen Honig und dem erdenden Schuldbewusstsein, das er bei mir auslöst. Ich bin froh, dass ich mir nach fünfjähriger Zuckerabstinenz wieder Simit mit Tahin als Belohnung und Energiequelle gönnen kann und ab und zu sogar eine halbe Tasse Kaffee, die mich in meiner neuentdeckten Hochsensibilität zum Tanzen bringt.

Als ich drei Jahre alt war, strapazierte ich Nerven und Geldbeutel meiner Mutter, indem ich die am ersten Tag unseres Frankreichurlaubs feierlich genossenen Speisen Seezunge und Mokkaeis danach jeden Tag begehrte. Als ich sechs oder sieben war, brachte mein Vater mir zum Glück – gerade noch rechtzeitig vor seinem Tod – bei, wie man ein perfektes Spiegelei und perfekte Spaghetti zubereitet.

Darauf konnte ich aufbauen, als ich fünf Jahre später und der Reformhaus-Küche meiner Mutter etwas überdrüssig, selbst in der Küche zu experimentieren begann. Nichts gegen die Kochkunst meiner Mutter, sie bereitete exzellente Nachtische zu und machte mir sogar manchmal ein Käseschnitzel. Mir hatten es aber die Hauptspeisen angetan, sprich Nudelgerichte mit verschiedenen Soßen, Risotti, Polente, Burritos und ab und zu eine Moussaka, wobei Kartoffeln mich nie wirklich satt machten. Ich kaufte mir verschiedene Kochbücher, bestellte mir indische Gewürze per Postversand und versuchte, bei Ausflügen in die Großstadt entdeckte neue Geschmacksrichtungen zuhause nachzukochen, was mir nicht schwerfiel, da ich jedes mir bekannte Gewürz herausschmecken konnte. Wie viel Energie ich in dieses Hobby steckte, kann man sich vorstellen, wenn man bedenkt, dass ich damals noch nichts vom Internet wusste. Bei einem Aufenthalt in Berlin fuhr ich am letzten Tag nochmal trotz abgelaufener Wochenkarte mit der U-Bahn zu Baharat Falafel am Winterfeldplatz, weil es mir die dortigen Knusper-Bällchen besonders angetan hatten. Sie kosteten mich 60 D-Mark erhöhtes Beförderungsentgelt. Die zwei Portionen bekam ich als temporärer Stammgast geschenkt. Ohne die Aussicht, jemals die entsprechenden Länder zu besuchen oder gar familiäre Verbindungen in eines davon zu entwickeln, hatten es mir die mexikanische und die indische Küche, später auch die senegalesische, angetan. Wegen der Schärfe und der Vielzahl intensiver Geschmackserlebnisse. Was Geschmack angeht, bin ich definitiv ein *sensory seeker*, stets auf der Suche nach neuen und intensiven Eindrücken. Als Jugendliche lud ich meine Freundinnen ein und servierte ihnen fünf verschiedene scharfe Soßen, die natürlich niemand von ihnen aß. Sie aßen sich nur an den Kichererbsenbratlingen satt, die eine andere Freundin mitgebracht hatte. Mit missionarischem

Eifer schmuggelte ich Freundinnen beim gemeinsamen Kochen manchmal zusätzliche Gewürze ins Essen, während sie auf Toilette waren oder sich etwas zu trinken holten.

Solche Momente wusste ich auch als kleines Kind schon auszunutzen. Wenn mein Vater, der aus Prinzip jeden Tag Nudeln mit einer anderen Soße aß, vom bereits gedeckten Tisch aufstand, um sich beispielsweise ein Getränk zu holen, setzte ich mich rasch an seinen Platz und schlabbolierte so viel von seinem Essen auf, wie ich es in der kurzen Zeit schaffen konnte. Wenn er zurückkam, wandte ich mich wieder meinem gekochten Gemüse zu.

Merkwürdigerweise schimpfte er nicht, obwohl ich mir wenig Mühe gab, meinen Streich zu verheimlichen. Er schien ein bisschen geschmeichelt zu sein, dass mir sein Essen so gut schmeckte. Nach ein paar Tagen plante er die zusätzliche Portion für mich ein und mein Streich wurde zu einem geliebten Ritual. Mein Papa machte sich einen Spaß daraus, seine Nudelsoßen mit für mich damals noch unbekannten Zutaten wie Muscheln zu garnieren, die eigentlich nichts für Kinder seien und mein stolzes Gesicht zu sehen, wenn ich ihm sagte, dass sie mir trotzdem schmeckten. Und das taten sie. Essen machte mich die meiste Zeit meines Lebens glücklicher als alles andere. Wirklich als alles andere. Mein Partner ist eigentlich nie eifersüchtig, außer ab und zu auf mein Essen. Wenn ich früher abends mal nicht zuhause war, wusste er, dass er mich in der – damals noch etwas kürzeren – Schlange vor Mustafas Gemüse-Kebab finden würde. Ich kann nachvollziehen, dass meine Besessenheit vom Essen viele Leute nervt.

Vor sieben Jahren habe ich krankheitsbedingt meine Ernährung umgestellt. Nun war ich herausgefordert, subtilere Geschmackserlebnisse zu entdecken, und es ist mir ganz gut gelungen. Mein morgendliches Reis- oder Haferflockenporridge bereite ich in unzähligen Varianten zu je nach Jahreszeit und Gesundheitszustand, mal ausgleichend mit Kardamom, Mandelmilch, Rosenwasser, Pistazien und Agavendicksaft, mal kühlend mit Kokosmilch und Kirschkompott, mal wärmend mit Kastanien, Pekannüssen und Ahornsirup. In der kalten Jahreszeit gibt es den

Reis-Linsen-Gemüse-Brei Kichdi statt Flocken. Wenn ich mich an manchen Tagen gesund genug fühle, feiere ich dies mit einer scharfen Hauptspeise oder einem seltenen Nachtisch. Und manchmal freue ich mich besonders, wenn ich dann genau dieses Limettenblättchen aus meinem Curry herausschmecke, oder genau dieses eine besonders gut geröstete Sesamkörnchen auf meinem Simit.

Eltern

Ich fand es immer schade, dass es dieses Wort im Deutschen noch nicht als Verb gibt. Ist doch Eltern etwas, das getan werden muss und nichts, auf dem man sich ausruhen kann, weil man es einfach ist. Ob durch Entbindung, Vaterschaftsanerkennung, Heirat, Adoption oder einfach als Partnens eines Elter – der Beweis: Gerade musste ich das Schreiben dieses Textes unterbrechen, um das unerwartet früh aufgewachte Kind zu bekuscheln, es aufs Sofa zu tragen, ihm ein Glas Milch zu bringen und ein paar Peanuts-Comicstrips vorzulesen. Nun, zwei Stunden später, schreibe ich weiter. Zu meinem ersten Kind kam ich, als ich 22 war. Das Kind war sieben Jahre alt. Schwangerschaft, Entbindung, Stillen, Kuscheln, über die ersten Auas hinwegtrösten, alles verpasst. Der neue Flicken im Familien-Patchwork zu sein war für mich ein bisschen so, als wäre ich zu spät auf eine Party gekommen. Die Gastgeber freundlich, aber müde, viele Speisen schon aufgegessen und nur noch eine kurze, wenn auch voll ausgekostete Zeit auf der Tanzfläche.

Andererseits: ein wunderbarer kleiner Mensch, fertig ausgebrütet und voller Neugier, Witz, Vertrauen und Zutrauen. Ich, unendlich dankbar dafür, diesen Menschen in meinem Leben begrüßen zu dürfen und das Werk einer anderen Mutter bewundern und fortführen zu dürfen. Mein eigenes Schuldgefühl darüber, von Arbeit und Liebe einer anderen Mutter zu zehren, verblasst schnell angesichts meiner Empörung darüber, von Menschen außerhalb der Familie immer noch als kinderlos angesehen zu werden oder als eine, die anderen Leuten die Kinder stiehlt wie eine böse Hexe oder Stiefmutter im Märchen. Als könnte man Kinder besitzen. Als wäre nicht jeder Mensch, der einem Kind liebevoll begegnet, ein Segen für alle anderen, die es lieben. Und doch spürte ich sie manchmal in meinem Innern, diese

Unsicherheit über die eigene Rolle, aus der allzuleicht Eifersucht wird, ist doch meine Rolle als Stiefmutter rechtlich kaum abgesichert, sozial immer noch abgewertet, Menschen außerhalb der Familie schwer verständlich zu machen. Mit guten Absichten erfundene Bezeichnungen wie „Bonus-Eltern“ treffen nicht auf diejenigen zu, die wie ich die volle Verantwortung tragen, weil das erste Elter nicht mehr da ist.

Dann das Eltern am Übergang von der Kindheit zum Erwachsensein. Beraten statt trösten, präsent sein statt helfen, Kritik annehmen statt üben, zutrauen und vertrauen statt in Watte packen, warten statt anrufen. Am Wochenende mit dem Frühstück warten und dann doch erst um 14 Uhr gemeinsam Mittagessen. Abends bis elf wachbleiben, um das Kind, das um 22:45 Uhr nach Hause kommt, noch kurz zu sehen.

Unser Familienleben war harmonisch und bis auf die teilweise Freiheit von biologischer Verwandtschaft ziemlich traditionell. Nur unsere Gesprächsthemen am abendlichen Esstisch erlauben es mir, es nicht als spießig zu bezeichnen. Dazu gehörten neben Neuigkeiten aus Schule, Uni und Arbeit auch Suchtprobleme gemeinsamer Bekannter, Kriminalität in den Stadtvierteln, in denen wir uns bewegten und der neueste Beef zwischen Rappern. Wir teilen sowohl eine hohe Sensibilität im Alltag als auch eine gewisse Abgebrühtheit gegenüber den harten Realitäten des Lebens und das verbindet uns sehr eng miteinander.

Es ist übrigens nicht notwendig, dass Beziehungen zwischen Eltern und Kindern ganz ausgeglichen sind. Ein Kind muss seine Stiefmutter nicht Mama nennen, damit diese es als ihr Kind empfindet und wie eine Mama handelt. Manche Eltern hängen mehr an ihren Kindern als diese an ihnen und umgekehrt. Als Autistin kenne ich mich mit leicht asymmetrischen Beziehungen aus und finde trotz meines Gerechtigkeitssinns deren pauschale Abwertung realitätsfremd. Als ich mein erstes Kind ins Erwachsenwerden begleitete, wusste ich noch nicht, dass ich autistisch bin. Ich wusste, dass ich eine Posttraumatische Belastungsstörung hatte und dass ich alles tun und versuchen würde, und sei es durch

Unterlassen, was dabei helfen könnte, diese dem Kind zu ersparen. Und doch gab es auch Phasen und Momente, in denen ich wohl eher Teil des Problems als Teil der Lösung war, durch meine Anwesenheit, die an die Abwesenheit anderer Personen erinnern musste, durch das Fehlen einer körperlichen Bindung, die Instant-Trost ermöglichen würde, durch meine vorübergehende Unsicherheit in meiner Rolle. Das haben wir ausgehalten, denn ich denke, wir wissen, was wir aneinander haben.

Ein Kind von Anfang an zu bemuttern, ist körperlich anstrengender. Auch wenn Schwangerschaft und Geburt für mich leicht waren, gingen mir Stillen, Tragen und Schlafentzug irgendwann an die Substanz. Dafür hatte ich diese Mama-Kuschel-Power, die gegen alles hilft von Aufwachen um drei Uhr nachts bis Zahnweh. Das macht vieles leichter und dient oft als Abkürzung, um meinem Kind Geborgenheit zu geben und unsere Verbindung zu bekräftigen. Der Rest ist ab einem gewissen Alter genauso wie beim ersten: neben ihm sitzen, wenn es seine Hausaufgaben macht, dafür sorgen, dass das Essen rechtzeitig auf dem Tisch steht, nachfragen, wenn sein Gesichtsausdruck bekümmert aussieht, Verabredungen organisieren und beraten, teilweise auch noch vermitteln, bei Streit mit Freundens. Und ab und zu als „Dumpfbacke“ oder „blöde Mama“ bezeichnet zu werden, was wahrscheinlich hauptsächlich Mamas, die es vom ersten Tag an waren, vergönnt ist.

Im Laufe der Jahre habe ich begriffen, dass die Bedürfnisse von Eltern und Kindern oft gar nicht so schwer in Einklang zu bringen sind. Denn zum Eltern gehört ja nicht nur Stillen, Wickeln und Füttern, sondern auch Spielen, Spazierengehen und eine ruhige Stimmung schaffen.

Inzwischen kann ich mich *beim* Eltern vom Eltern erholen und mich daran stärken, dass ich so viel Liebe geben kann. Nun bin ich Großmutter und freue mich, dass mein Kind jetzt selbst die heilende Kraft des Elterns erleben darf.

Riechen

Ich stand mit dem Rücken zu ihm und versuchte herauszufinden, aus welchen Komponenten sein Duft bestand. Zitronenbonbons, Nivea-Creme, Camel-Zigaretten und Parfüm, süßliche Gewürznoten eines „Herren“- oder Unisex-Dufts und darunter Haut, die ich mir sehr zart vorstellte. Er servierte Kaffee und Tee und machte Small-Talk mit Gästens. Ich schmierte im Hintergrund die Brötchen, bediente Kaffeemaschine und Samowar und sorgte dafür, dass Speisen und Getränke nie ausgingen. Ich badete in seiner weichen und warmen Stimme, die zusammen mit seinem sanft verlaufenden, sonnengelb schimmernden Duft, den ich über den Basstönen des Kaffees und dem rhythmischen Geklapper der Çay-Gläschen heraussaugen konnte, mein Inneres zum Schwingen brachte.

Ein Mensch, der für andere angenehm sein möchte und ist, das konnte man riechen, hören und fühlen. Sein liebevoll gepflegter Körper, die sonnigen Höhen in seiner sonst eher tiefen und beruhigenden Stimme, die richtigen Worte, die er für alles und jedens fand.

In meiner Freizeit suchte ich die Drogerien nach Zitronenbonbons ab, die genau den Geschmack von seinen hatten, rauchte heimlich Camel-Zigaretten statt meiner üblichen Cabinet, hörte alte Reggae-Songs auf der Suche nach Sängern, deren Stimmen mich an seine erinnerten.

Seitdem hat er mich mit vielen Düften und Tonfällen überrascht und jedes Mal versuche ich sie wie ein Rätsel zu knacken. Nicht alle von ihnen sind Zeichen, aber ich kann mich schwer zurückhalten, sie zu interpretieren. Da er gerne mal ein neues Parfüm ausprobiert und die Suchmaschine in meinem Kopf bei neuen Düften sofort anspringt, möchte ich ihn manchmal bitten, wie Napoleon angeblich seine Josephine: „Wasche dich nicht, ich komme!“.

Auch mein eigenes Parfüm kann ich schlecht ausblenden. Deshalb trage ich nur selten welches. Stark parfümiere ich mich nur in Zeiten, in denen ich etwas anderes ausblenden möchte, in denen ich mich an Traumata erinnere, die mir das Gefühl geben, beschmutzt zu sein. Wenn ich Parfüm benutze, dann muss das Deo unbedingt eines ohne Duft sein, sonst ist mein Kopf im Hintergrund ständig damit beschäftigt, die beiden Düfte auseinanderzuhalten. Manchmal kommt mir meine feine Nase zugute, wenn ich zum Beispiel Krankheiten bei anderen Menschen riechen kann. Manchmal nervt sie, wenn Putzmittel mit künstlichem Zitronenduft einen Würgereiz auslösen. Dass zu viel einer guten Sache sehr unangenehm werden kann, merkt man selten so deutlich wie beim Geruch. Auf dem Gewürzmarkt von Old Delhi bringt die Menge der Gewürze die Menschen bei jedem Atemzug zum Niesen. Die Lavendelfelder von Grasse sind ebenfalls nicht für zarte Nasen geeignet.

Olfaktorischer Genuss kann manchmal andere Genüsse ersetzen. Das Schnuppern am Kaffee meines Mannes und an der Schokolade meines Kindes tröstet mich darüber hinweg, dass ich mir diese Lebensmittel nicht mehr so oft einverleiben kann, wie ich möchte. Die Freude am Duft kann auch andere Genüsse oder Sehnsüchte verstärken. Beim Öffnen einer Tüte Garam Masala oder beim Einatmen des Aromas von Tannennadeln kommen mir manchmal fast Tränen vor Fern- und Heimweh. Doch kein Geruch löst in mir solche Gefühle aus wie der rosagraue pulsierend dichte Duft der Luft kurz vor dem Schnee. Es lässt mich morgens fröhlich aufstehen, gespannt aus dem Fenster schauen und voller Energie den Tag angehen. Und wenn ich abends nach Hause komme, freue ich mich schon auf den feierlich-geborgenen Duft meines Lieblings.

Lieben

Mir schmerzten die Handflächen, als stächen hundert spitze Nadeln hinein. Ein kribbelnder, nicht nur unangenehmer, aber gänzlich unerträglicher Schmerz. Am liebsten hätte ich ihn weggekratzt, weggerieben, weggekühlt, betäubt. Aber es ging nicht. Der Schmerz hielt mich lange wach, doch irgendwann schlief ich vor Erschöpfung ein. Am nächsten Abend kam der Schmerz nicht wieder, denn mein Liebster war endlich bei mir.

Jemanden zu lieben bedeutet für mich nicht, die Person immer bei mir haben zu wollen. Auch nicht, jemanden ganz für mich haben zu wollen. Den in Beziehungsratgebern oft gelesenen Satz „Lieben heißt loslassen können" lasse ich ebenfalls nicht für mich gelten, obwohl ich durchaus Mitfreude empfinden kann, wenn ein geliebter Mensch ohne mich glücklicher wird. Aber ich lasse nicht los. Jemanden zu lieben bedeutet für mich, diese Person in mein Innerstes einzuladen, dort herumwühlen und alles auf den Kopf stellen zu lassen. Jemanden zu lieben bedeutet für mich, ihn überall zu sehen, in einem Baum, einer Wolke oder einem Schatten. Zu lieben bedeutet für mich, die geliebte Person im Traum zu sehen, zu berühren, in Vergangenheit, Gegenwart und Zukunft. Zu lieben bedeutet für mich, die geliebte Person auch in ihrer Abwesenheit körperlich zu spüren, schmerzhaft, euphorisch, oder beruhigend geborgen. Zu lieben bedeutet für mich, mir die geliebte Person zum Vorbild zu nehmen, ihr nachzueifern, mich in ihre Vorlieben, Erkenntnisse, Werte einzulesen, einzuhören, einzufühlen. Zu lieben bedeutet für mich, der geliebten Person einen sicheren Hafen zu bieten, meine Freude über ihre Existenz auszudrücken, sie mit Samthandschuhen anzufassen. Mit der Zeit nutzen sich die Samthandschuhe ein bisschen ab. Das ist okay. Die Hände darunter werden dafür weicher.

Von Freundinnen hörte ich öfter, ich könne mich von meinem Partner und meinen Kindern nicht abgrenzen. Sie übersehen dabei, dass Abgrenzung das letzte ist, was ich brauche. Ich gehöre nicht zu den Menschen, denen es schwerfällt, „nein“ zu sagen oder ihr eigenes Terrain zu verteidigen. Im Gegenteil, ich bin oft viel zu schnell dabei, abzulehnen, abzudanken, zu gehen, mich zurückzuziehen, mich zu verweigern. Die unsichtbare Mauer, die ich wie viele autistische Personen manchmal um mich herum empfinde, habe ich zum Teil selbst gebaut. Sie ist wichtig für mich, wenn ich mich durchlässig fühle, wenn ich fokussiert bleiben will, oder wenn ich anderen meinen Schmerz ersparen möchte. Mit den Menschen, die ich liebe, möchte ich nicht direkt verschmelzen. Aber von ihnen oder mit ihnen gemeinsam durchschütteln lasse ich mich schon gerne. Ich akzeptiere ihre Geschenke, trage und benutze sie, auch wenn sie meinem Geschmack zuwiderlaufen. Ich durchdenke ihre politischen und spirituellen Ansichten und bin fest entschlossen, sie niemals rundweg abzulehnen. Ich hole mir den Sonnenbrand, wenn mein Liebster Wärme braucht. Ich trage ein Kind auf meinem Rücken, auch wenn es schon halb so schwer ist wie ich selbst. Ich hörte mir lange die traurigsten Geschichten meinens Freundens an und schluckte meine eigenen Tränen runter. Ich streichle Bäume, spreche mit Sternen und bedanke mich bei Tieren, deren Anblick mich aufheitert. In vielen Therapien und Therapieausbildungen bekommt man für so eine Art zu lieben eine Vollmeise attestiert, wenn auch nicht in diesen Worten. Bestenfalls wird einem unterstellt, man kompensiere damit eigene Schwächen oder frühere Lieblosigkeiten, erlittene oder begangene. Doch so ist es bei mir nicht. Gut, Anzeichen für ein gewisses Helferinnensyndrom lassen sich in meiner Biografie finden. Daran habe ich gearbeitet. Aber was ich mir nicht nehmen lasse, ist meine Liebe.

Liebe als spirituelle und letzten Endes auch politische Praxis und Verbindung wie in bell hooks‘ Klassiker „all about love“ von allen Seiten beschrieben, trägt und hält mich als Aktivistin, Paarberaterin und Elter auch in schwierigen Zeiten. Eine Art von Liebe, die mensch der ganzen Welt entgegenbringen kann und auch Gegnern, in der Art der altgriechischen Agape. Als Kampfsportlerin bin ich gewohnt, Gegnens immer auch als Partnens zu betrachten, Partnens im Training oder Angreifens, deren Kraft ich anzapfen und umleiten kann und die ich mit liebendem Blick auf ihre Stärken betrachten muss, um ihnen etwas entgegenzusetzen. Und als Autistin bin ich besonders gut darin, mich an bestehenden Strukturen abzuarbeiten, zu reiben, anzulehnen, sie kritisch zu untersuchen und sie dann umzubauen. Als Mutter setze ich anderen Strukturen vor und setze mich selbst der Kritik aus. Dann gibt es noch Arten von Liebe, die bei mir intensiv, aber ziemlich exklusiv, vielleicht weil so ressourcenintensiv sind, die freundschaftliche Philia, die auf gegenseitigem und gemeinsamem Mögen basiert, und der Eros der Anziehung, der Lust und des Wollens. Körperliche Anziehung und Genuss beschränkt sich übrigens nicht nur auf Sexualpartnens. Wie schön kann es sein, mit Freundens gemeinsam Sport in der Natur zu machen, das Können der anderen zu bewundern, das Körpergefühl gemeinsam zu genießen, sich nach einem Erfolg zu umarmen, oder händchenhaltend und singend spazieren zu gehen? Wie einfach, ein Kind zu trösten, indem man ihm den Schutz weicher, abgenutzter und abgerundeter, offener Arme anbietet? Kein anderes Wort als eben Liebe finde ich für die Entscheidung, die den anderen Menschen und die Gedanken an ihn dauerhaft Teil meines Lebens werden lässt. Die das Vertrauen in die Zukunft mit dem Vertrauen ineinander und dem Zutrauen zum anderen vermischt. Die mir die Kritik der geliebten Person wie ein Geschenk erscheinen lässt. Die uns miteinander wachsen lässt wie zwei Schlingpflanzen, die je füreinander den Baum spielen, die sich ausdrückt im rhythmischen Mitschwingen der Körper, nicht nur beim Tanzen, sondern auch wenn wir zufällig aufeinander zu oder aneinander vorbeigehen, im synchronen Träumen, in Tagträumen und in Vorahnungen. Und die, sollten wir uns voneinander wegbewegen, mit Zuversicht und Mitfreude den Weg des anderen aus der Ferne begleitet. Nicht nur mit meinens romantischen Partnens und meinen Verwandten verbindet mich diese Liebe, auch mit Freundens, die mir teilweise fehlende Familienangehörige ersetzten. Den Freundinnen meiner Mutter und Eltern meiner Freundinnen, die sich in meiner Kindheit mit um mich kümmerten, den zu „besten“ erklärten Freundinnen, deren – irgendwie auch gegenderte – Rollenerwartungen ich nie erfüllen konnte und die mich trotzdem jahrzehntelang begleiten, den Mitgliedern meiner Patchworkfamilie, der ich mich auf Gedeih und Verderb verschrieben habe.

Nun sollte niemand glauben, ich würde mich ständig einfach so, wie man so sagt, Hals über Kopf, auf den ersten Blick verlieben. Das ist mir nur einmal passiert, wie es mir eben insgesamt selten passiert, dass ich mit anderen Menschen spontan gleichschwinge. Hinter meinem Liebesgeflecht stehen viele bewusste, wenn auch irreversible Entscheidungen. Ich liebe, weil ich es will. Ich liebe, weil mir zu lieben so viel wichtiger ist, als geliebt zu werden. Als Teenager gab mir meine unglückliche Liebe Hoffnung für die Zukunft. Nicht etwa, weil ich glaubte, sie würde sich eines Tages erfüllen – was sie tatsächlich tat, aber das ist eine andere Geschichte –, sondern weil mir meine eigene Kraft, trotz allem zu lieben, Vertrauen in die Zukunft gab. An dieser Stelle möchte ich allen danken, die meine Liebeszeugnisse annehmen, die mir Liebe entgegenbringen und die mir in kollektiver liebender Praxis, in gemeinsamen Liebes-Akten verbunden sind.

Scheitern

Vor einigen Jahren rief mich eine alte Freundin an, zu der ich seit dem Ende unserer Jugend den Kontakt verloren hatte. Sie zählte mir stolz ihre Errungenschaften auf: Ehemann, eigenhändig oder besser gesagt -schößig geborene Kinder, Festanstellung, regelmäßige Italienurlaube und eine Wohnung in einer Stadt, deren Mieten als ziemlich teuer gelten. Ich nahm es ihr nicht übel. Viele Menschen, die uns als Jugendliche kannten, hätten ihr und mir sicher weniger zugetraut. So klang ihre Aufzählung, so konventionell und materialistisch sie aus dem Kontext gerissen wirkt, tatsächlich sehr empowert. Allerdings nur so lange, bis sie zum Angriff ausholte und mich direkt fragte, was ich denn so an Lebens-Ergebnissen vorzuweisen hätte. Feste Stelle, ‚eigene' Kinder, Ehe? „Findest Du nicht, dass das sehr persönliche Fragen sind?" erwiderte ich und meinte damit eigentlich nur, dass mir das ein bisschen zu schnell ging. Doch ich bot damit noch mehr Angriffsfläche und zog zusätzlich zu übergriffigen Fragen auch noch leisen Spott auf mich. Meine Auskunftsverweigerung wurde anscheinend auf irgendein gar nicht empowertes Gefühl wie Angst, Unsicherheit oder Scham zurückgeführt. Vielleicht wollte meine Freundin nur, dass wir einander schnell auf den neuesten Stand bringen, effizient, wie sie es vielleicht von ihrer Arbeit gewohnt war, um danach den Faden unserer Freundschaft wieder aufnehmen zu können. Für mich wirkte es jedoch eher wie einer dieser „mein Auto, mein Haus, mein Boot"-Momente, wie wir sie aus einer mittlerweile zum Glück veralteten Fernsehwerbung kannten, in der zwei mittelalte *weiße* Männer zwar nicht direkt ihre Schwänze vergleichen, aber dafür halt die Fotos diverser Phallussymbole in ihrem Besitz.

Und doch hatte unser Gespräch noch eine andere Nuance. Als Mädchen, die beide die Erfahrung gemacht hatten, unterschätzt, missverstanden, aufgegeben, einerseits pathologisiert und andererseits in unserem echten Leiden nicht gesehen zu werden, geht es bei solchen Vergleichen auch immer darum: Welche von uns hat ‚es' trotz alledem geschafft? Wobei nicht ganz klar ist, was ‚es' sein soll: Glück? Oder einfach nur Überleben, was auch schon eine Leistung sein kann? Ein ‚normales' Leben, das anscheinend auch von uns insgeheim über kapitalistische Ausbeutbarkeit, romantische Beziehungsfähigkeit und leibliche Fortpflanzung definiert wird, auch wenn solche Gedanken, würden sie von anderen offen geäußert, mit Sicherheit unsere Kritik, unser Mitleid oder unsere Belustigung auslösen würden? Und anstatt zu sagen: „Schön, dass es Dich (noch) gibt!" sagen wir dann halt zusammengefasst: „Ich habe es trotz alledem geschafft. Und du?" Was sagen wir damit über uns und unser Verhältnis zur Anderen aus? „Ich bin fleißiger als du?", „Ich bin doch nicht verrückt oder wenigstens nicht so verrückt wie Du?", „Ich habe es geschafft und du nicht, obwohl du es eigentlich dank deiner Privilegien leichter hattest?" Oder auch: „Ich habe dank meiner Privilegien mehr geschafft als du, aber ich werde trotzdem so tun, als sei das mein eigener Verdienst, wie das unter Privilegierten so Usus ist?" Vielleicht ist die Wahrheit, dass das, was meine Freundin geschafft hatte, in ihrem derzeitigen, mutmaßlich überwiegend mehrfachprivilegierten Freundeskreis als Standard gilt, und deshalb nur ich als alte Freundin wirklich ermessen konnte, welch enorme Leistung dahinterstehen musste.

Was waren nun meine Antworten auf ihre Gegenfrage, nachdem Ausweichen nicht geklappt hatte? Ich hatte mein Studium der Politikwissenschaften nach dreizehn Jahren, also der dreifachen Regelstudienzeit und der doppelten durchschnittlichen Studienzeit abgeschlossen und so die ganze Umwälzung der akademischen Landschaft seit den 1990ern mitbekommen. Ich begann mein Studium mit Marx und endete mit Foucault, ich begann mit ungefähr dreißig Professuren am Fachbereich und endete mit zehn, ich war eine der letzten, die mit Diplom abschloss, nachdem längst das Bachelor-Master-System eingeführt worden war. In den letzten Seminaren, die ich besuchte, wurde ich regelmäßig für die Dozentin gehalten. Als Dozentin kehrte ich auch bald an die Uni zurück, aber natürlich nicht mit einer Stelle, sondern als freiberufliche Lehrbeauftragte und Trainerin, nun, wohl wegen meines informellen Auftretens, oft mit einer Studentin verwechselt. Für ein Promotionsstipendium war ich damals bereits zu alt und wie ich mich in Vorstellungsgesprächen so schlage, schrieb ich ja bereits. Ich hatte die dreizehn Jahre Studium aber nicht ausschließlich am Schreibtisch vertrödelt: In der Zeit hatte ich eine enge und liebevolle Beziehung zu meinem Partner und seinem Sohn aufgebaut und war langsam in die Rolle einer (Stief-)Mutter reingewachsen. Ich hatte als Aktivistin in meinem bescheidenen Einflussbereich ein paar Themen gesetzt, und zwar nachhaltig, darunter Familienpolitik und Reproduktive Gerechtigkeit, zu denen ich bis heute gerne und aus Erfahrung spreche. Ich hatte mir einen Freundeskreis in einer neuen Stadt aufgebaut, was für eine autistische Person keineswegs einfach ist. Und ich habe auch einige Zeit damit verbracht, traumatische Erfahrungen aus meiner Kindheit, Jugend und dem frühen Erwachsenenalter aufzuarbeiten, damals noch ganz ohne Therapie. Ein paar doofe, aber auch einige interessante Nebenjobs hatte ich auch, die mich oft mehr ausfüllten als das Studium.

Jedes Leben lässt sich als Abfolge verpasster oder verpatzter Chancen erzählen, wenn man nur genügend bösen Willen dafür aufbringt oder gerade besonders deprimiert ist. Jedes Leben lässt sich aber auch feiern und ab einem gewissen Punkt kann sich jedens dazu beglückwünschen, irgendetwas richtig gemacht zu haben. Warum nur habe ich so lange das Gefühl gehabt, dass in meinem Leben das Scheitern überwiegt? Ich war nicht unglücklich. Im Gegenteil, ich schätzte mich glücklicher als die meisten anderen Menschen und war jeden Tag voller Staunen und Dankbarkeit über meine wundervolle Familie, meinens Freundens, den schönen Planeten, auf dem ich lebe und dafür, dass ich so viel lernen und erfahren durfte. Ich hatte eigentlich viel weniger vom Leben erwartet und lange nie das Gefühl, das alles verdient zu haben. Und zu einem großen Teil stimmt das ja auch: Jeder Mensch hätte ein mindestens so schönes Leben verdient, und doch kriegt man es nur mit ein paar komplett unverdienten und für andere schädlichen Privilegien. Aber mein Gefühl ging noch tiefer. Ich hatte lange den Eindruck, meine bloße Existenz in meiner Art zu sein sei ein Ärgernis für viele Menschen. Deshalb hatte ich das Gefühl, ich müsse mir diese Existenz irgendwie verdienen. Und tatsächlich hatte ich mit dieser Intuition nicht ganz unrecht, denn heute weiß ich, dass es nicht wenige Menschen gibt, die uns Autistens am liebsten auf den Mond schießen würden – bildlich gesprochen, zum echten Mond wollen viele von uns ja selber. Wie andere Menschen, die behindert werden, haben wir oft das Gefühl, unsere Existenz durch Leistung, Bildung und Überkompensation rechtfertigen zu müssen. Eine ungute Mischung aus katholischer Erziehung – „Wer nicht arbeitet, soll auch nicht essen." – und (post)nazistischem Gedankengut im Umfeld meiner Kindheit hat diesen Gedanken tief in meinen Kopf gehämmert.

Nun als Mensch im mittleren Erwachsenenalter, der von seiner freiberuflichen Arbeit leben kann, aber für die Rente immer noch auf familiäre Unterstützung angewiesen ist, als jemand, der selbst Kinder großgezogen hat, aber zugleich lange von der eigenen Mutter abhängig war, als jemand, der Professorens weiterbildet, aber sich immer noch nicht traut, selbst den Weg der Wissenschaft einzuschlagen, kann ich meine Lebensgeschichte auch als Geschichte von Erfolgen erzählen und muss das tun, wenn ich als Freiberuflerin weitere Erfolge anziehen möchte. Es fühlt sich lächerlich an, für sich selbst angeberische Werbetexte zu schreiben und zugleich fantastisch, von anderen durch deren Filter gesehen zu werden. Die Kultur des gepflegten Scheiterns mit Fuck-Up Nights und Fail CVs wird in meinem Bereich der Weiterbildung noch nicht gelebt. Einerseits sind meine Themen, wie Diskriminierung, zu ernst und ein Scheitern wäre zu verletzend und verantwortungslos, um öffentlich ausgebreitet zu werden, gar mit ironischem Unterton. Andererseits müssen gerade Menschen, die mit einem vermeintlich ‚weichen' Thema – in Wahrheit ist es knallhart – in einem Bereich unterwegs sind, der nicht direkt zum Umsatz beiträgt, umso mehr ihre Leistungsbereitschaft und -fähigkeit beweisen, auch wenn genau dieses Performen von Leistung Teil des Problems von Ableismus und Diskriminierung sein kann. Mir persönlich hat das Konzept *Crip Time*, also des Zeiterlebens behinderter Menschen, geholfen, meinen Lebenslauf in eine neue Perspektive zu rücken. Ich mache nicht alles im gleichen Tempo und in der gleichen Reihenfolge wie ihr, aber am Ende werdet ihr staunen, was ich alles geschafft und angestoßen habe.

Auffallen

Ich sehe so durchschnittlich aus, dass es fast schon wieder ungewöhnlich ist. Meine Haare und Augen sind braun, ich bin 1,67 Meter groß und habe das, was man früher „Normalgewicht“ nannte, also eine schlanke, aber robuste Statur mit ein paar Speckröllchen genau an den Stellen, wo man sie auch erwarten würde. Besondere Kennzeichen: keine. Weder Muttermale im Gesicht noch besonders große Augen, lange Wimpern, volle oder schmale Lippen. Nichts, woran man mich bei einem Blind Date schnell erkennen könnte. Doch die Menschen in dem kleinen Ort, in dem ich aufgewachsen bin, erkennen mich von weitem und auch im Dunkeln: An meinem Gang, der nicht unelegant, aber irgendwie leicht aus dem Rhythmus geraten wirkt. An meinem Stand, der breitbeiniger ist als es sich zu meiner Kindheit für eine Frau geziemte. An meinem oft ernsten Gesichtsausdruck, der von meinen doch markanten Augenbrauen unterstrichen wird. Nicht zuletzt an meinem Kleidungsstil, der die Menschen, die am Einlass zur Schülerdisco standen, einmal dazu veranlasst hat, ein Schild aufzustellen: „Keine Fasnachtsveranstaltung!“

In Berlin, wo ich inzwischen wohne, dreht sich keiner um, wenn jemand so wie ich heute mit grüner Jogginghose, gelbschwarz gestreifter Regenjacke und goldenen Turnschuhen vorbeiläuft, natürlich mit Sonnenbrille und großen roten Kopfhörern. In vielen anderen deutschen Städten schon. Wie einige Feministinnen meiner Generation zog ich mich in meiner Jugend meist möglichst geschlechtsneutral und unsexy an und holte dann im mittleren Alter den ganzen verpassten Glamour und Glitzer nach, der inzwischen in der queerfeministischen Szene gefeiert wird. Nur Nagellack trug ich schon immer. Die Nägel sollten überall dieselbe schöne Farbe haben. Natürlich wirkten sie für mich nicht ordentlich genug. Auch meine sensorischen Sensibilitäten beeinflussen meinen Kleidungsstil. Ich mag nun mal weite Klamotten und weiche Stoffe, am liebsten aus Naturfasern.

Diese fand ich früher vor allem in Second-Hand-Läden, heute auch bei eher teuren nachhaltigen Kleidermarken. Enge Kleidung und Kunstfasern lassen meine Haut jucken, mich schwitzen und flach Atmen. Das erhöht mein Stresslevel enorm und lässt sich nur aushalten in Zeiten, in denen ich wegen akuter Überlastung oder Re-Traumatisierung schon in die allgemeine Hyposensitivität, also Unterempfindlichkeit abgerutscht bin. Solche Zeiten gab es in meinem Leben leider viele. Andere Menschen denken dann oft, mir ginge es besonders gut, weil ich mich angepasster als sonst verhalte. Aber das Gegenteil ist der Fall. Ich habe dann schon die Kraft verloren, meine Bedürfnisse zu erkennen und für sie einzustehen. Außerdem möchte ich in solchen Zeiten nicht auffallen, keine Angriffsfläche bieten. Dafür sind der klassische Business-Casual-Look oder einfach Schwarz gern gewählte Mittel. Mir fehlt dann aber die Freude, die ich mit leuchtenden Farben, gewagte Kombinationen und einer angenehmen Haptik in meinen Alltag bringen kann.

Trotz meines also nicht wirklich unauffälligen Auftretens mache ich recht häufig die Erfahrung, übersehen zu werden. Bei Restaurantbesuchen bin ich oft die einzige Person, deren Bestellung vergessen wird, bei Podiumsdiskussionen die einzige Referentin, die nur mit Vornamen vorgestellt wird und sitze ich im Publikum, wird gerade meine Wortmeldung übersehen. Mit zunehmendem Alter häufen sich auf der Straße Momente, in denen ich das Gefühl habe, andere Menschen würden durch mich durchsehen und beinahe durch mich durchgehen. Diese Erfahrung teile ich mit einigen autistischen Frauen. Nun könnte man sich fragen: Werden wir wirklich häufiger übersehen als andere, oder sind wir nur gegenüber dieser Erfahrung empfindlicher, was ja zu einer verbreiteten Außensicht auf Autismus als Selbstbezogenheit passen würde? Ich weiß es nicht. Aber die Erfahrungen sind teilweise so tiefgreifend, dass es mir schwerfällt, dieses Phänomen nur in unserer autistischen Wahrnehmung zu suchen. Andere autistische Frauen in meiner Selbsthilfegruppe haben die Vermutung ausgesprochen, es läge daran, dass wir uns mit anderen Menschen nicht so schnell und so stark emotional verbinden beziehungsweise zu wenig Signale aussenden, die dazu beitragen, dass wir uns in die Gehirne nichtautistischer Menschen einzuprägen. Ich nehme an, da ist was dran. Denn dieses Phänomen setzt sich fort und wirkt sich besonders schlimm aus, wenn Menschen unsere Bedürfnisse übersehen und uns so behandeln, als hätten wir gar keine Gefühle. Nachdem mir dieser Zusammenhang klar wurde, habe ich mich teilweise bewusst entschieden, Verhaltensweisen, die ich bei von mir als neurotypisch gelesenen Personen erlebt habe, zu imitieren. Das mache ich nur, wenn ich wirklich von anderen Menschen und durch diese repräsentierten Institutionen etwas brauchte, zum Beispiel einen Arzttermin, einen Kitaplatz oder den Aufschub einer Deadline. Und siehe da, es klappt hervorragend. Es ekelt mich allerdings an. Denn warum sollte ich mich verstellen müssen, um ein dringendes Bedürfnis anerkannt zu bekommen? Warum muss ich mit weinerlicher Stimme sprechen und Details aus meinem Privatleben ausplaudern, um etwas zu bekommen, was eigentlich eine Kassenleistung ist? Warum kann ich nicht einfach sachlich und ohne überflüssige Zusatzinformationen sagen, was mein Problem oder mein Wunsch ist und Hilfe bekommen? Eine Zeit lang dachte ich, schriftliche Kommunikation sei eine Lösung und das ist sie manchmal auch, denn wenigstens kann da meine Anfrage genauso wie die oft ausbleibende Antwort dokumentiert werden. Aber immer öfter sage ich laut: „Hallo, ich bin auch da!"

Content note: Diskriminierungserfahrungen und Verinnerlichung

Ekeln

Manchmal sehe ich noch das zusammengezogene Gesicht meines Lateinlehrers vor mir und höre seinen entschiedenen Tonfall, wenn er uns „ekeln“ auf Lateinisch beibrachte.

Dieses Gefühl schien er sehr gut nachempfinden zu können, und manchmal fragte ich mich, ob wir Schülens dessen Auslöser waren. Das lateinische Wort habe ich wie alle anderen Lateinvokabeln ungefähr drei Tage nach dem mit der Note 4+ bestandenen kleinen Latinum vergessen. Seltsamerweise hat es keine von ihnen in mein ansonsten sehr gut sortiertes Langzeitgedächtnis geschafft. Ein Anhaltspunkt dafür, dass sogar ich als Autistin ein Minimum an emotionalem Engagement brauche, um mir etwas zu merken? Oder setzten mich Tempo und Pensum im Lateinunterricht so unter Stress, dass mein Gehirn dort nicht so funktionierte wie sonst?

Ich selbst konnte damals das Gefühl des Ekelns auch gut nachempfinden, auch wenn ich nicht genau hätte sagen können, wann ich es empfand und wovor ich mich ekelte. Es war jedenfalls einer der raren Momente, in dem ich mich meinem Lateinlehrer menschlich verbunden fühlte, und sei es als Objekt seiner Ablehnung. Ich hatte als Jugendliche eine Spinnenphobie, die von den meisten Menschen, die davon wussten, mit „Ekel“ übersetzt wurde. Doch das traf es nicht. Es war eher eine Mischung aus Angst und Trauer um eine verlorene Verbindung, für die nicht das Netz der Spinne stand, welches ich immer wunderschön fand, sondern die Spinne selbst als Symbol des nicht niedlichen, kaum konsumierbaren und domestizierbaren Teils der Natur – obwohl ich natürlich weiß, dass es auch Leute gibt, die sich Spinnen als Haustiere halten. Diese Natur war als Kind mein gefühltes Zuhause gewesen und hat in mir überhaupt keine Ängste ausgelöst, sondern eher ein Gefühl tiefer Geborgenheit und Zugehörigkeit. Mein Vater hatte mich gelehrt, mit Tieren soweit möglich zu kommunizieren. Meine Mutter brachte mir Namen und Wirkungen der Pflanzen bei. Als die Verbindung durch tragische Ereignisse zerbrach, kam die Angst in mein Leben, und zwar oft in Verbindung mit Orten und Wesen, die mir vor Kurzem noch so nah wie ein Teil meiner selbst gewesen waren.

Hobbypsychoanalytisch gesprochen war das wahrscheinlich eine Art Projektion eigener ungeliebter Anteile, hier meiner Unfähigkeit, die Liebe zur Natur aufrechtzuerhalten. So wie ein Kind, das irgendwann lernt, sich auch vor seinen eigenen Körperflüssigkeiten zu ekeln. Für diese Deutung spricht, dass meine Phobie in dem Moment verschwand, als ich die geliebten Orte meiner Kindheit wieder aufsuchte und somit den Spinnfaden symbolisch wieder aufnahm.

Ekel in den Gesichtern anderer Menschen sehe ich nicht mehr oft, aber manchmal, wenn sie mich ansehen. Insbesondere als Frau mit manchmal sehr kurzen Haaren scheine ich Ekel auszulösen. Oder wenn ich in sehr nüchternem Tonfall von Dingen und Begebenheiten erzähle, von denen andere Menschen zumindest beim Essen nicht gerne hören. Früher machte es mir auch Spaß, Lebensmittel zu essen, die manch andere eklig fanden, wie Stinkekäse oder Innereien. Was bei mir selbst so etwas wie Ekel auslöst, ist oft nicht eine Sache an sich, sondern deren Masse. Lebensmittel in Massenproduktion oder Menschenmengen. Manche halten mich deswegen für arrogant, es ist aber eher die Angst vor akut drohender Überwältigung oder ein Gefühl, wie wenn man zu viel von einer eigentlich leckeren Sache gegessen hat und einem dann übel wird.

Wenn Ekel biologisch betrachtet dem Schutz vor Krankheiten und verdorbenen Lebensmitteln dient, dann ist Ekel in seiner sozialen Version, der Verachtung, vielleicht der Angst vor symbolischer Ansteckung geschuldet, der Angst, ein ähnliches Schicksal zu erleiden wie die Verachteten, zum Beispiel sich bei der Arbeit schmutzig zu machen, auf der Straße leben zu müssen oder zu altern. Auch bei der

Ablehnung von und Gewalt gegen Menschen, die sich nicht an Geschlechtskonventionen halten oder die anderen behindert erscheinen, dürfte Ekel eine Rolle spielen. Erst recht bei der Tendenz, solche Taten zu ignorieren oder gar zu entschuldigen. Die politische Philosophin Martha Nussbaum hat in einem Interview mit dem Magazin der Süddeutschen Zeitung auf die Frage, welches Gefühl in der Politik keine Rolle spielen dürfe, geantwortet: „Ekel." Das Pendant dazu auf verachteter Seite ist oft Scham. Ein Gefühl, das ich mich weigere zu empfinden. Von zwei Definitionen von Scham empfand ich – bewusst – am häufigsten die Scham über das Scheitern am eigenen Anspruch. Diese kenne ich sowohl als Enttäuschung über meine eigenen, durch klassistische und rassistische Privilegierung bedingten Kompetenz- und Empathiedefizite, als auch aus der Erfahrung einer Person, die ihre Arbeit auch bei schwankender Tagesform und wechselnden Rahmenbedingungen stets sehr gut machen will. Dieses Schamgefühl geht bei mir sehr, geradezu gefährlich tief.

Gegen das Sich-Schämen in Folge des Beschämt-Werdens, des Diskriminiert-Werdens, das Sich-Schuldig-Fühlen, obwohl man selbst gar keine Verantwortung trägt für die Sache, um die es geht, oder weil man an, durch andere gesetzten, Standards gemessen wird, habe ich mich lange gewehrt. Zu oft habe ich den Satz „Schäm Dich!" als Kind gehört, um ihn ernst zu nehmen. Erstens wurden Schamgefühle durch die katholische Pflicht der Beichte von Schuldgefühlen überlagert, denn für jedes unangenehme Gefühl fanden wir als Kinder auf der Liste möglicher Sünden, die uns zur Vorbereitung ausgehändigt wurde, einen wenn auch noch so profanen Grund. Zweitens sah ich verdammt noch mal als Kind schon nicht ein, weshalb ich mich für Dinge schämen sollte, für die ich nichts kann, die mir entweder angeboren waren oder von anderen angetan wurden. Und das ist lange so geblieben.

Doch langsam sickerten in den letzten Jahren Scham und Ekel in mein Leben ein. Denke ich jetzt an alte, traumatische Erfahrungen zurück, fühle ich mich rückwirkend beschmutzt, erniedrigt, zerrissen. Als mir die erinnerten Dinge tatsächlich passiert sind, hatte ich noch gar nicht das integre, bewusste, selbstverständlich schutzwürdige Selbst entwickelt, dass über diese Dinge erschrecken, sich darüber empören, sich dafür schämen und sich davor ekeln kann. Der alte Schmerz macht mir meine neue Fallhöhe bewusst. So wird das Empfinden von Scham und Ekel für mich ein Schritt auf dem Weg zur Heilung. Zugleich trauere ich und befürchte erneut, die Verbindung mit den Verachteten der Welt zu verlieren oder schon verloren zu haben. Mir in diesem Text ein fragmentiertes Papier-Ich zu schaffen, ist ein für mich heilsamer Weg, mich als integre und selbstbewusste Person und zugleich in meinen beschämten und verachteten Teilen zu zeigen.

Content note: Traumatisierung, verinnerlichter Ableismus

Sich schämen

Tief verstört hörte und sah ich die Worte „Scham“, „Angst“ und „Schüchternheit“ aus dem Mund der geliebten und verehrten Person kommen, mit einem dazu passenden Gesichtsausdruck, den sogar ich lesen konnte. Kognitive und emotionale Dissonanz trafen mich wie ein Schlag in die Magengrube oder plötzliche Übelkeit, als hätte ich etwas Verdorbenes gegessen. Ich würgte schale Tränen hervor, die ich ein halbes Leben früher hätte weinen wollen. Dabei ging es in dem Gespräch nicht einmal um unsere Leben, sondern um Literatur und Politik. Und das Gespräch fand gar nicht mit mir statt, sondern war ein aufgenommenes Interview. Mit jeder aufgestauten Träne, die ihren Weg nach draußen fand, wurde in mir Platz frei für Staunen und Trauer darüber, ausgeblendet zu haben, dass auch dieses wunderbare Wesen das volle Spektrum menschlicher Gefühle hatte. Und, sehr langsam, für die Einsicht, dass dies auch auf mich selbst zutraf. Als ich mich aus Gründen, die ich heute mit Angst, Scham und Schüchternheit benennen kann, von der Person zurückzog, hätte ich nicht ausdrücken können, dass ich mich schäme oder Angst habe. Ich hätte vielleicht sagen können: „Ich kann nicht mehr, ich bin nicht mehr offen, ich kann dir nicht mehr viel geben, ich kann mich dir nicht zumuten, ich weiß gar nicht mehr wer ich bin.“

Noch letztes Jahr, als ich das vorige Kapitel schrieb, wollte ich es kaum wahrhaben, dass Scham auch zu meinen eigenen Gefühlen gehört. Einen großen Teil meines Lebens nahm ich es so wahr, dass viele Menschen mich zu hassen oder sich vor mir zu ekeln schienen, während sehr nahestehende Personen sich für mich schämten. Das empörte mich und ich versuchte stets, mich von diesem Gefühl abzugrenzen. Doch immer wieder gab es Situationen, meist in der Öffentlichkeit, in der mir diese Fremdscham wie ein

Eimer Wasser ins Gesicht geschüttet wurde. Oder war es nur meine eigene Scham, in der ich anscheinend aus Gewohnheit geschwommen war wie in einem Meer, die in solchen Momenten auf meine Lieben überschwappte?

Ein Jahr später, nachdem ich das Manuskript dieses Buches von einer Freundin und aus dem Lektorat mit Resonanz, Verständnis und solidarischer Kritik zurückbekommen habe, ist mein Selbstwertgefühl, auch durch diesen Prozess, endlich hoch genug, um zu schreiben: Mich zu schämen ist mir zumindest retrospektiv sehr vertraut. Über Scham zu schreiben, setzt ja voraus, sie teilweise überwunden zu haben. Solange ich mich schäme, bin ich überzeugt, dass ich dies zurecht tue. Scham zuzugeben bedeutet auch, ihre Anlässe und Gründe nicht länger verstecken zu können. Ich musste diese erst in die Form eines Buches verpacken, bevor ich sie meinem verbliebenen Elter, meinen Kindern und oben erwähnter Person mitteilen konnte. Ein Teil dieser Gründe ist erlittene Gewalt. Die dadurch ausgelöste Persönlichkeitsveränderung hat mich leider auch lange daran gehindert, zu erkennen, dass auch ich oft nicht nach meinem inneren Standard gehandelt habe, sogar einen Teil dieser Gewalt in anderer Form weitergegeben habe, wie üblich leider an die Menschen, die ich am meisten liebe. Ein anderer Grund ist Vernachlässigung und die Solidarität mit Personen, die mich gegen ihren eigenen Willen vernachlässigt haben. Es kam die Scham über die Ausdrucksweisen meiner Angst und meiner Scham hinzu, über meine Schreckhaftigkeit, das ständige Gefühl, bei irgendwas ertappt worden zu sein, meinen auf älteren Fotos immer schüchtern schief gelegten Kopf. Und mit der Zeit erstreckte sich die Scham sich nicht nur auf ihre Ursachen und Ausdrucksweisen, sondern auch auf die Strategien, die ich gewählt hatte, um diese zu verstecken. Schutz suchen in einer zelebrierten anlasslosen Fröhlichkeit, in einer zur Schau gestellten vermeintlichen Unabhängigkeit, im Kreieren einer öffentlichen Persönlichkeit mit kontrollierter Kommunikation. Nicht umsonst hat Schamlosigkeit einen noch schlechteren Ruf als Scham. Mit ihr habe ich mir zwar ein Übungsfeld für erneute menschliche Kontakte geschaffen, von tieferen Verbindungen hat sie mich jedoch noch weiter entfernt. Seitdem ich eine psychiatrische Diagnose habe, frage ich mich auch manchmal, ob die Scham zuerst da war und ich mir die Gründe dafür später gesucht habe, was ich aber wieder verwerfe, wenn ich allein in Situationen bin, in denen ich mich nicht beschämt fühlen kann.

Seitdem ich über meine Scham und ihre Gründe spreche, hat sich einiges verändert. Beziehungen in meiner von Verlusten und Kontaktabbrüchen geprägten Familie wurden wieder aufgenommen. Ein paar Personen habe ehrliche Antworten von mir bekommen und ich von ihnen. Ich weiß jetzt, dass auch Menschen, die mir von außen perfekt schienen, sich manchmal schämen und Angst haben und dass der Rückzug voneinander oft beidseitig war. Und ich befreie mich langsam aus dem Dilemma, entweder alles verschämt verschweigen oder alles schamlos herausschreien zu wollen und kann beginnen, meine Worte sorgfältiger und meinem Gegenüber angemessener zu wählen.

Spiegeln

Der Gesellschaft einen Spiegel vorhalten ist eine der klischeebeladenen Nischen, in denen Narren wie ich sich austoben dürfen. Wohliges Gruseln überkommt diejenigen, die sich als normal verstehen oder als privilegiert entlarvt werden, wenn sie aus Sicht der Ausgegrenzten, der lächerlich Gemachten, der Veranderten, wiederum identifiziert, in ihren Besonderheiten beschrieben, der Lächerlichkeit preisgegeben werden. Und zugleich die eitle Befriedigung darüber, sich der Kritik gestellt, ihr Raum gegeben, gar applaudiert zu haben. Ohne der Kritik antworten zu müssen, ohne Privilegien dauerhaft aufzugeben, ohne öffentlich den eigenen Lernprozess dokumentieren zu müssen.

Die Rolle des Spiegels habe ich teilweise als Antidiskriminierungstrainerin gespielt. Ich spiele sie oft, wenn ich Gespräche über das Autistischsein führe, ob professionell als Trainerin oder Paarberaterin, privat oder im Kontakt mit Profis als Kundin oder Patientin. Entweder werde ich als Betroffene angesprochen, deren Aussagen zwar zur Veranschaulichung, Verdeutlichung der Dringlichkeit eines Anliegens oder auch zur Unterhaltung beitragen, aber der Übersetzung bedürfen. Oder ich werde als Übersetzerin, als Berufserfahrene, als weniger stark Betroffene angesprochen. Dann wird mein eigenes Autistischsein oft in einem Maße ignoriert, dass ich mich frage, ob meinens Gesprächspartnens es mir nicht glauben, ob sie denken, es könnte mir peinlich sein, oder ob sie in mir insgeheim den Beweis eines realitätsfernen Heilungsversprechens sehen wollen. Manchmal kehrt auch Enttäuschung ein, wenn nichtautistische Menschen nach meinen Übersetzungsversuchen zwischen ihnen und zum Beispiel ihrens autistischen Partnens feststellen, dass ich eigentlich nur Dinge übersetzt habe, die sie bereits wussten oder ahnten. Wird dann meine

Kompetenz als Übersetzerin angezweifelt? Oder wird die Schussfolgerung gezogen, dass doch nicht alle Konflikte zwischen autistischen und nichtautistischen Personen nur Missverständnisse sind, sondern dass es sich teilweise um harte Macht- und Interessenskonflikte handelt? Dass Verletzungen nicht nur passieren, wenn Menschen einander zu schlecht, sondern auch zu gut verstehen und das Leid des jeweils anderen nicht ertragen können?

Eine ähnliche Zwickmühle beschreibt Clemens J. Setz in seiner ersten Frankfurter Poetikvorlesung anhand von durch Autistens geschriebener Literatur. Schreiben Autistens für nichtautistische Menschen verständlich, wird ihnen entweder die Autorschaft oder das Autistischsein abgesprochen. Die eher zurückhaltende Berichterstattung über Clemens J. Setz' Rede scheint diese Aussage zu bestätigen. Vielleicht brauchen wir gar keine eigene Sprache. Vielleicht besteht das Problem eher darin, dass man uns zu selten zuhört und unsere Worte zu selten wörtlich nimmt.

Unsere Fähigkeit, als Spiegel zu dienen, unsere Wahrnehmung einer neuronormativen Gesellschaft derselben zur Verfügung zu stellen, wird noch nicht so oft angenommen wie die, eine – fast immer zur Außensicht nur komplementär gedachte – „Innensicht" auf Autismus zu liefern. Dabei bieten wir sie penetrant an. Die autistische Tradition, Diagnosekriterien oder diagnostisch klingende Beschreibungen Neurotypischer zu formulieren, ist fast so alt wie das einer allgemeinen Öffentlichkeit zugängliche Internet. Auch ich habe dies zum Inhalt eines meiner ersten Blogartikel gemacht und hielt mich wenige Minuten lang für originell. Ein verzweifelter Schrei nach Empathie durch aufgenötigten Perspektivwechsel? Eine kaltblütige Rache, die vermeintliche Mehrheit die entpersönlichende, teilweise entmenschlichende Sprache der Pathologisierung spüren zu lassen? Ein fantasieloser Versuch, unter Vernachlässigung der Machtverhältnisse umgekehrte Diskriminierung zu praktizieren? Ein Beweis, dass Diskriminierung und Pathologisierung kontextbezogen sind und es bei einem Kontextwechsel auch andere treffen könnte? Oder einfach Lästern als oft einzige Entlastung zur Höflichkeit erzogener, mit zu vielen Kontakten überforderter Menschen? bell hooks' „Talking Back", das Zurücksprechen, Widersprechen, die unterdrückte Seite der Geschichte erzählen, die Gegendarstellung Kamel Daouds zu Camus' „Der Fremde", haben mich immer fasziniert. Und sofort beschleicht mich ein Verdacht: Ist das sich Abarbeiten an einem Gegner typisch autistisch, weil wir nicht in der Lage sind, etwas komplett Eigenes zu schaffen? Oder müssen wir erstmal so viele Diffamierungen korrigieren, so viele Ablenkungen ignorieren, um den Raum und die Freiheit zu haben, uns selbst mitzuteilen? Die fantasievollsten unter uns, die sich in der Öffentlichkeit nicht auf ihr Autistischsein reduzieren lassen, sind kaum mehr als Autistens sichtbar. Und diejenigen von uns, die auf ihr Autistischsein pochen, schreiben oft autobiographische Texte. Wollen wir damit immer noch unser Menschsein, unser Gefühlsleben, unsere Kommunikationsfähigkeit beweisen? Wie lange werden wir uns noch damit beschäftigen? Wann gilt der Beweis als erbracht?

Fernsehen

Anders als viele Menschen meiner Generation habe ich nicht Jahre meines Lebens ans Fernsehen verloren. Das liest sich jetzt voll arrogant, so nach „80er-Jahre Intellektuelle“, wie ein Kommilitone sagte, oder nach Max Goldts Beschreibung des auf dem Sofa sitzenden und Bücher lesenden Paares Sieglinde und Wolfhardt mit den Eigenschaften „sozialdemokratisch, evangelisch und aus Prinzip keinen Fernseher haben“. Ich schwöre, so ist es nicht gemeint. Es ist nicht etwa so, dass ich die Zeiten, in denen ich nicht ferngesehen habe, sinnvoller genutzt hätte. Es sei denn, man würde es als sinnvoll erachten, an der frischen Luft zu sitzen und diese gleichzeitig mit Zigaretten zu verpesten oder im Freibad rumzuhängen, ohne ins Wasser zu gehen, nur weil der Eintritt für Kinder alleinerziehender Eltern in Baden-Württemberg damals frei war.

Fernsehen hat mich einfach selten so richtig interessiert und wenn doch, dann eher unter zeitdiagnostischen Gesichtspunkten als zur Unterhaltung. Das in meiner Jugend aufkommende Privatfernsehen gab, ähnlich wie heute die sozialen Medien, reichlich Futter für pessimistische Ausblicke von Möchtegern- und Hobby-Feuilletonistens. Auch mir schwante Übles, als im Nachmittagsprogramm Talkshows nach und nach durch Gerichtsshows abgelöst wurden.

Kündigten sich hier gesamtgesellschaftlich relevante Sehnsüchte nach Autorität an oder waren dens Fernsehproduzentens nur die Talkshow-Stammgäste leid und wollten sie den Schauspieldrang dens Laiendarstellens in ein kontrolliertes Format lenken?

Ich fand kaum etwas davon besonders unterhaltsam, weder die Realität, von der ich meinte, genug zu wissen, ohne sie mir im Reality-TV ansehen zu müssen, noch den Eskapismus von Liebesfilmen, bei denen ich nie verstand, was dens Protagonistens aneinander liebenswert fanden. Erst recht nicht das wohlige Schaudern angesichts von und an anderen Menschen verübter Kriminalität, bei der ich nie verstand, warum sie, in Medienform serviert, auch von Menschen goutiert wurde, die sie im echten Leben entschieden ablehnten.

Von allen Dingen, die ich suchte, hatte das Fernsehprogramm nur eines zu bieten: Humor. Und den brauchte ich wirklich dringend. Denn Humor und Dankbarkeit, so las ich Jahrzehnte später, sind Tugenden, die traumatisierten Menschen oft abhandenkommen, die aber zur allgemeinen Zufriedenheit beitragen wie kaum eine andere. Ich würde mich nicht als undankbar bezeichnen. Ich weiß schon, dass es leicht noch viel schlimmer hätte kommen können. Aber beim Humor bin ich definitiv die meiste Zeit meines Lebens eher auf der Konsumentenseite gewesen.

Die große Ausnahme meiner Fernsehapathie waren deshalb Sitcoms. Das bedeutet Situation Comedy und das ist vielleicht neben dem Humor einer der Gründe, weshalb ich sie so gerne mochte: Sie spielen grundsätzlich immer im selben Setting und mit überschaubarer Besetzung. Vier oder fünf Hauptdarstellens sitzen vor derselben Kulisse, meistens auf einem Sofa in einem Wohnzimmer. Reizarm und berechenbar. Es reicht eigentlich, dass ein weiterer Darsteller reinkommt, und schon wird gelacht. Ein weiterer Vorteil: Gelacht wird laut, nämlich vom Publikum im Studio. Da weiß man, an welchen Stellen man zu lachen hat und kann sich andererseits besonders originell fühlen, wenn man es zu anderen Zeitpunkten tut. Noch sympathischer: die Figuren. Sie sind weder Vorbilder noch Helden, wirken oft etwas tollpatschig, haben eigenartige Vorlieben, tun unvernünftige Dinge und hoffen, dabei nicht erwischt zu werden. Oder sie tun eigentlich gar nichts, sondern sitzen nur so rum, unterhalten sich und streiten manchmal, was dem echten Leben ja oft ziemlich nahekommt. Manchmal sehen sie sogar fern, wobei der Fernseher genau dort steht, wo wir

Zuschauens sitzen. Sie werden als ganz normale Menschen präsentiert und zeigen in überzeichneter Weise, dass diese Normalität doch rundum wundersam und erstaunlich ist.

Die *Schrecklich nette Familie* tröstete mich darüber hinweg, dass ich selbst keine solche hatte. Als ich eine hatte, ließ sie mir meine eigene im Vergleich geradezu perfekt erscheinen. *Roseanne,* Dan und ihre Kinder begleiteten meine Freundinnen und mich bei der Frage, wie ein Familienleben möglich ist, wenn vor lauter Arbeit eigentlich immer zu wenig Kraft dafür da ist, ohne voreilig beruhigende Antworten zu geben. Einen schrulligen Opa statt einem niedlichen Geschwisterchen zuhause zu haben wirkte beim *King of Queens* fast schon cool und als Halbwaise träumte ich mich gerne in die *Full House* WG. Mit dem *Prinz von Bel Air* holten meine Freundinnen und ich den Teil unserer Erziehung nach, den wir zuhause verpasst hatten, wobei uns die oft selbstgerechten Elternfiguren dennoch suspekt waren. Als Erwachsene fand ich meinen Freundeskreis bei *Big Bang Theory* gedoppelt und rätselte immer noch, wieso Penny als normal und Amy Farrah Fowler als irgendwie schräg gelten soll. Meine liebste aller mir bekannten Sitcoms, *Community*, schließlich, dreht sich in philosophischer Tiefe um Lernen und um Kreativität, um Missverständnisse und deren Auflösung, um menschliche Beziehungen und Machtverhältnisse und wie diese ins Fließen geraten können. Abed Nadir als genauer, analytischer und meistens unbestechlicher Beobachter ist ein ungewöhnlicher Sitcom-Charakter, aber moralisch integrer und im besten Sinne seiner Selbst bewusster als seinens Kommilitonens. „On the spectrum? None of your business.“ (Im Spektrum? Geht Euch nichts an.)

Tanzen

„Taka-Tiki, Taka-Tiki, Taka-Tiki, Tak, Taka-Tiki, Taka-Tiki, Taka-Tiki, Tak.“ Wie bei einer Aufziehpuppe bewegen sich meine Beine in atemberaubender Schnelle in dem Rhythmus, den die Tanzlehrerin ansagt. Ich bin über den Punkt hinweg, an dem ich Anstrengung empfinden würde. Mein Körper trägt sich durch Balance und Bewegung selbst und ich fühle mich wie sich ein Vogel im Aufwind fühlen mag. Das „Taka-Tiki“ begleitet mich auf dem Heimweg und in den kommenden Tagen. Jedes Mal, wenn ich es in meinem Kopf höre, schwingen meine Schritte sich auf seinen Rhythmus ein.

Wenn ich zuhause mal allein bin, mache ich als Erstes laute Musik an. Ich hüpfe, wiege, schreite, gleite, schwinge durch die Wohnung, meistens durch die Küche. Manchmal ziehe ich vorher die Vorhänge zu, damit meine Nachbarns nichts davon sehen. Das habe ich von meiner Mama gelernt. Einer der schönsten Momente mit ihr in meiner Kindheit war, als ich nachts aufs Klo musste und aus der Küche rhythmische, traurig-kraftvolle Musik hörte. Tina Turner – wie passend das war, erfuhr ich erst später. Ich schielte durchs Schlüsselloch, sah aber nichts, und öffnete vorsichtig die Tür. Da sah ich meine Mama im Dunkeln über den Küchenboden schweben wie eine elektrisierte Meerjungfrau, wie ein tanzendes Feuerfunkenmädchen, wie eine aus dem Sumpf aufsteigende triumphierende Phoenix-Dame. Einen kurzen Moment lang befürchtete ich, meine Mama würde sich ertappt fühlen, mich ertappen und erstarren. Doch dann nahm sie mich in ihre Arme und ich schwang mich auf ihre Bewegungen ein. Von nun an wusste ich: Man kann auch tanzen, wenn man traurig ist, und man ist es danach weniger. Man braucht dazu nichts, außer sich selbst und dem Tiki-Taka im Kopf.

Erinnern

aeBae27aephitz, ekuujaff57 oder Mütze_04: Selbst computergenerierte oder von anderen Menschen ausgedachte Passwörter kommen mir nach zehn oder mehr Jahren noch spontan in den Sinn. Und zwar auch solche, die ich nie täglich benutzt habe. Die obigen stammen aus Büros, in denen ich jeweils nur für kurze Zeit gearbeitet habe. Keine Sorge: Sie wurden dort längst wieder geändert, so dass sie komplett nutzlos sind und meine innere Datenschutzbeauftragte der Veröffentlichung zögerlich zustimmt.

Ist es unser oft sehr zuverlässiges Gedächtnis, das uns Autistens so sehr auf unsere Privatsphäre achten lässt? Trauen wir anderen Menschen – aus einem mangelnden Bewusstsein für deren, von unseren abweichenden, Fähigkeiten – zu, so wie wir aus Einzelheiten ein Muster zu konstruieren und daraus Schlüsse über uns zu ziehen? Oder ist es die Erfahrung, immer wieder missverstanden und verkannt zu werden, die uns vorsichtig werden lässt mit dem, was wir von uns preisgeben? Ist es die Abneigung dagegen, bewertet zu werden, egal ob lobend oder tadelnd, die uns anscheinend besser im Dunkeln gedeihen lässt? Oder ist es manchmal auch die Furcht vor greifbaren Konsequenzen, vor Gericht, in der Schule oder bei Ärztens, die uns verstecken lässt, wie wir uns selbst erleben?

Ich jedenfalls habe mich entschieden, den gefürchteten Erzählungen, von denen ich gar nicht weiß, ob sie über mich als Person existieren, meine eigene entgegenzusetzen. Mal öffne ich die Rollläden und blende meinens vermeintlichen Gegnens mit gleißendem Licht, mal lade ich Lesens und Zuhörens freundschaftlich in meine abgedunkelte Schreibhöhle ein. Wen und wie lange schützt Schweigen? Erinnerungen holen ein, jagen und plagen, tragen und können für lange Zeit nähren. Erinnerungen zu Papier zu bringen, ihnen eine physische Form und lineare Struktur zu geben, kann ihren Schrecken bannen. Sie bekommen aber auch ein Eigenleben, werden angreifbar und umstritten oder geteilt und verfestigt. Sie werden auf Sockel gehoben oder unter Shitstorms begraben. Vor Jahren bin ich mit einer Freundin beinahe in Streit geraten über die Frage, in welchem Jahr unsere Lieblingsdisco „Outside" schloss. Ich vermute, dieses Ereignis war für uns beide emotional aufgeladen. Wenigstens für mich symbolisierte es den Verlust eines halbwegs sicheren Ortes, in den Irrungen meiner Pubertät und in der Anti-Idylle des Landlebens der frühen 1990er Jahre. Vielleicht hat jede von uns die Disco-Schließung rückblickend in das Jahr gepackt, in dem sie den Verlust ihrer Kindheit am deutlichsten spürte.

Ich weiß noch, wie dieselbe Freundin sehr beleidigt war, als sie in meinem Kalender einen Eintrag entdeckte, der mich daran erinnern sollte, sie an einem bestimmten Tag anzurufen. Anscheinend deutete sie meine schriftliche Erinnerung so, dass sie mir nicht wichtig oder zumindest nicht präsent genug war, um mich aus eigenem Antrieb bei ihr zu melden. Andere Möglichkeiten wie die, dass so ein Eintrag meine Vorfreude steigern, mir innerliche Vorbereitung ermöglichen, meiner ToDo-Liste eine angenehme Aufgabe hinzufügen, einen ansonsten ereignislosen Tag strukturieren oder gerade die Wichtigkeit dieses Anrufs im Vergleich zu, sagen wir, Hausaufgaben, demonstrieren könnte, zog sie anscheinend nicht in Betracht. Es klingt typisch autistisch, sich an zufällig generierte Passwörter zu erinnern, aber eine Erinnerung zu brauchen, um sich bei dens engsten Freundens zu melden. Aber was es genau bedeutet, ist damit noch längst nicht klar.

In meinen Erinnerungen steckt ein Teil meiner Wahrheit, meiner heutigen Wahrheit und teilweise auch der zum Zeitpunkt des Erinnerten. Traumatische Ereignisse erzeugen so etwas wie einen gekrümmten Raum in der linearen Zeit, durch den man ohne den Schutz der bewusst verarbeiteten Erinnerung in das Loch der wiedererlebten Emotionen fällt. Aber auch Prompts im Alltag, die berühmten Madeleine-Momente[4] der vertrauten Düfte, Klänge oder Konsistenzen, von denen eine sensorisch hochsensible Person zahllose erlebt, bringen Ereignisse mit einer stärkeren Unmittelbarkeit in die Gegenwart als es Erinnerungen tun, die man bereits sich selbst oder anderen erzählt hat. Vieles was in diesem Buch steht, erzähle ich zum ersten Mal, anderes wurde bereits oft erzählt und findet sich hier unter einem weiteren Blickwinkel, einer weiteren Stufe der Verarbeitung. Manches wird von beteiligten Personen anders erinnert werden, manches ähnlich oder gar gleich. Fremde Leute lernen mich neu kennen und meine eigene Mutter auf andere Weise ebenfalls.

4 Madeleine-Moment (auch: Proust-Effekt): Eine Madeleine ist ein kleines französisches Kuchengebäck. Der Erzähler von Marcel Prousts Roman „Auf der Suche nach der verlorenen Zeit" führt ein in Tee getunktes Stück einer Madeleine an seine Lippen und plötzlich überkommen ihn, angeregt durch die sensorische Erfahrung, Gefühle und Erinnerungen aus seiner Kindheit.

Sein

Den heimeligen Verlockungen der Identität bin ich lange nicht erlegen. Ähnlich wie andere Dinge, die angeblich jeder hat und die ich doch zumindest in der gängigen Form nicht zu haben schien, wie „Familie“ oder „Gefühle“, weckte sie bei mir eine gewisse Faszination und ein fast schon wissenschaftliches Interesse.

Zum ersten Mal spüren durfte ich das Gefühl der Identität in einer Selbsthilfegruppe autistischer Frauen. Mit 42 Jahren betrat ich erstmals einen Raum mit mehreren Menschen, mit denen ich viel gemeinsam hatte, eine ähnliche Art zu kommunizieren, teilweise fast identische Lebenserfahrungen, einen vergleichbaren Kleidungsstil und manchmal den gleichen Haarschnitt. Nun verstand ich, warum es Menschen so viel Freude bereitet, dazuzugehören, sich in einer Gruppe mit und ohne Worte zu verstehen, sich von anderen abzuheben, sich über andere zu erheben oder sich gemeinsam opferig einzukuscheln. Die neu gefundene Identität, die Freiheit, endlich als-jemand-bestimmtes-sprechen zu können, anstatt sich auf die zweifelhafte und doch nur von Normen und Privilegien erhaltene Fiktion einer Objektivität, Neutralität oder Normalität zurückzuziehen, sowie damit verknüpft die Community autistischer Menschen, sind ein Geschenk, das mensch mit einer Autismusdiagnose erhält und das manchmal auch am Leben hält.

Doch diese Einheit ist ebenfalls eine Fiktion. Die Erfahrung autistischer Frauen lässt sich nur intersektional begreifen. Autistisch zu sein, Ableismus und Neuronormativität zu erfahren, macht uns besonders vulnerabel für Sexismus und Gewalt im Geschlechterverhältnis. Sexismus macht uns immer noch viele Bereiche des Lebens, in denen wir unsere autistischen Stärken entfalten und unseren Interessen nachgehen könnten, schwer zugänglich. Die Frage nach einem spezifischen weiblichen autistischen Profil kann ich für meinen persönlichen Fall eindeutig verneinen, die Frage nach spezifischen Erfahrungen als autistisches Mädchen und Frau bejahen. Die meisten Autistens sind allerdings nicht *weiß*, cis und finanziell privilegiert so wie ich, und für deren Erfahrungen und Perspektiven müssen noch viel mehr Räume geschaffen werden.

Wahrscheinlich werden die meisten von uns so wie ich irgendwann traumatisiert und ab einem gewissen Lebensalter oft auch in ihrem körperlichen Wohlbefinden und ihrer Energie stark eingeschränkt. Für viele von uns gehören Angst und Depressionen zum Alltag. Ein Großteil hat biografische Brüche und Armut durch Erwerbslosigkeit oder Erwerbsminderung zu verkraften.

Ich hoffe, dass es Ihnen als Lesens mit diesem Text geht wie mir mit meinem Leben: Ich weiß nicht immer, ob mir bestimmte Dinge passiert sind oder ich bestimmte Dinge tue, weil ich autistisch bin, eine sich nur zögerlich als Frau fühlende Frau bin oder jahrzehntelang mit einer schweren Posttraumatischen Belastungsstörung gelebt habe, oder ob ich die Dinge, die mir passiert sind und die ich tue, deswegen nur anders erlebe und verarbeite. Auch meine individuellen Interessen, Talente, Vorlieben und Abneigungen prägen mein Leben, aber nicht in dem Ausmaß, in dem ich es vor der Autismusdiagnose vermutet hätte. Das, was nichtautistische Personen bei mir als das Individuelle und Originelle wahrnehmen, ist oft genau das Autistische, das ich mit vielen anderen Autistens teile. Umgekehrt ist das, was mir in gewissen Kreisen *passing privilege* verleiht, also das Privileg, als nichtautistisch durchzugehen, das Besondere. Es ist aus ganz spezifischen Bedingungen entstanden, zu denen einerseits gesellschaftliche Privilegien gehören, andererseits aber auch schwere Traumatisierungen, deren Kompensation und Verarbeitung mit bestimmten Kompetenzen einhergeht.

So ist meine Persönlichkeit im Handeln erstaunlich konstant, aber im Fühlen und lange auch im Selbstverständnis eine fragmentierte, wie sie sich in diesem Buch präsentiert.

Die Fragmente sind keine Puzzleteile, sondern eher Plättchen eines Kaleidoskops, die je nachdem wie dens Betrachtens das Ganze dreht und wendet, harmonische Muster ergeben können. Während des Schreibprozesses habe ich oft an dem Kaleidoskop gedreht und es in verschiedenen Winkeln und Kontexten gegen das Licht gehalten, teilweise auch solchen, in denen Begriffe wie „autistisch" und „traumatisiert" keine oder eine andere Bedeutung haben als in meinem. Und ich habe einige wenige andere Personen hindurchschauen lassen. So entstehen langsam Muster, die sich vielleicht doch zu so etwas wie einem "Ich" zusammenfügen, das sich wiederfinden oder neu erfinden kann.

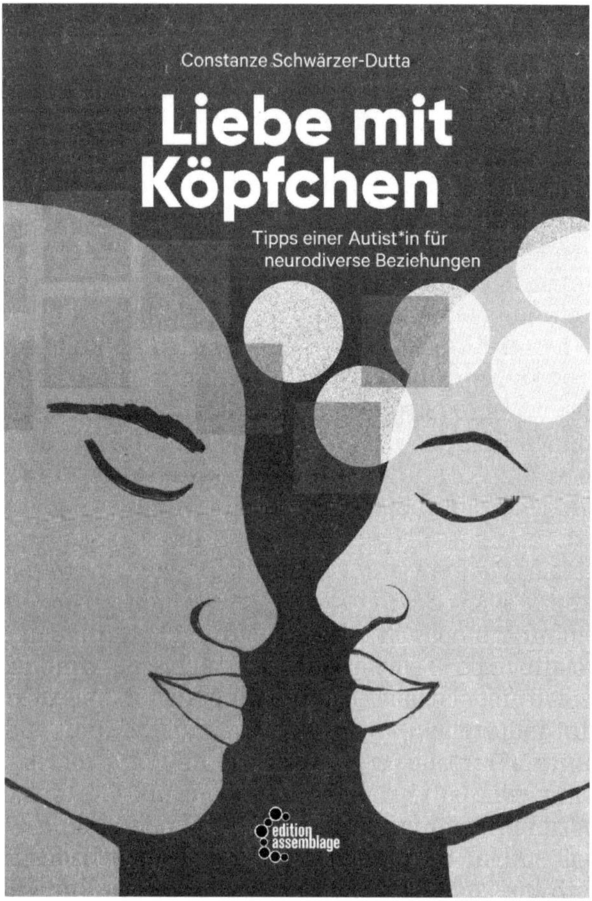

ISBN 978-3-96042-146-7 | Seiten 190 | Preis 16,00 €

Der erste Beziehungsratgeber für neurodiverse Beziehungen!

Dieser Ratgeber möchte autistische und nichtautistische Personen ermutigen, Beziehungen einzugehen und diese liebevoll und konstruktiv zu gestalten. Dafür werden alltägliche Beispiele aus dem Leben der Autorin und einfach anzuwendende Tipps aus der Werkzeugkiste der Paarberatung vorgestellt.

H. C. Rosenblatt

aufgeschrieben

ISBN 978-3-96042-053-8 | Seiten 96 | Preis 15,00 €

„Es gibt hier keinen Traumakitsch"
Mithu Sanyal über „aufgeschrieben"

Ein sprachlich feines und präzises Kammerspiel um Eltern_ Liebe, Zugehörigkeit, Loyalitätskonflikte, Verrat, Aggression und autistisches Er_Leben nach extremer Gewalt.

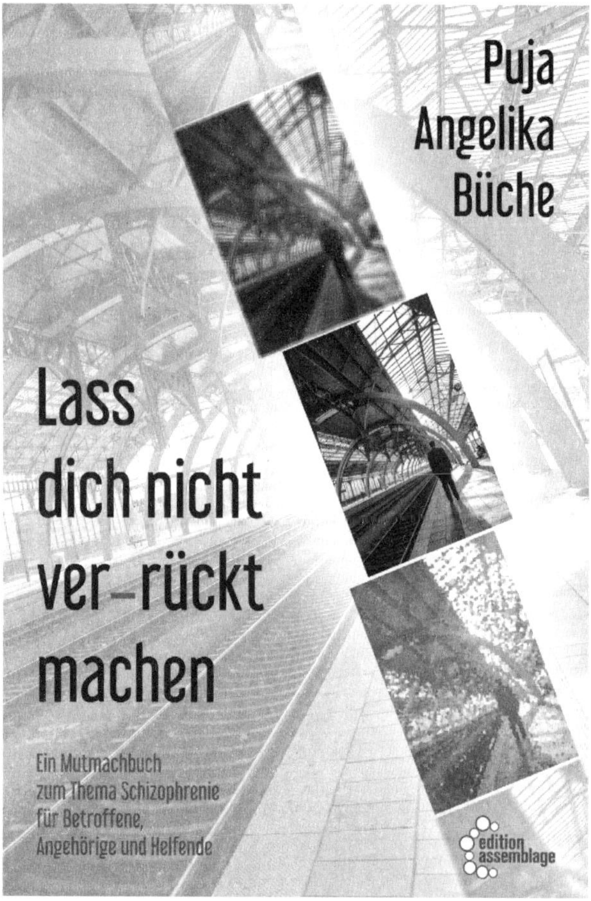

ISBN 978-3-96042-038-5 | Seiten 176 | Preis 14,80 €

Ein Mutmachbuch zum Thema Schizophrenie für Betroffene, Angehörige und Helfende

Was machst du, wenn du als junge, lebensfrohe Frau plötzlich die Diagnose „Schizophrenie" bekommst und dein Leben, wie du es kanntest, abrupt endet?
Dieses Buch gibt anhand einer Lebensgeschichte Antworten, und macht Mut, trotz chronischer Erkrankung und Stigmatisierung ein erfülltes und glückliches Leben zu leben.

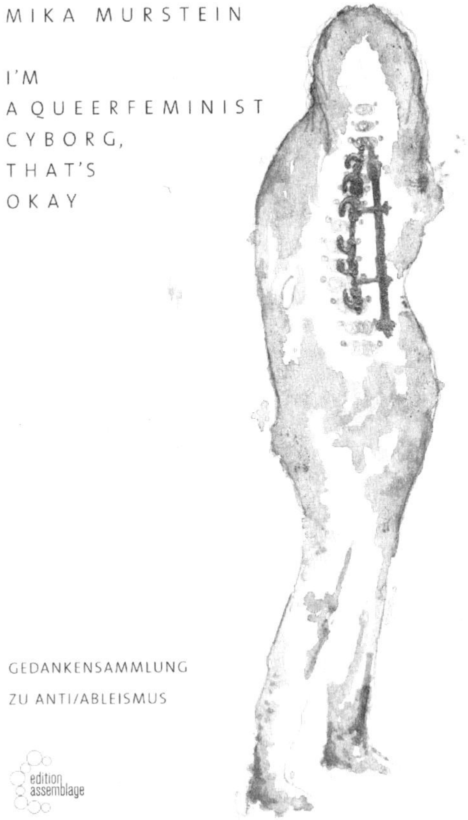

ISBN 978-3-96042-031-6 | Seiten 446 | Preis 14,80 €

Gedankensammlung zu Anti_Ableismus

I'm a queerfeminist Cyborg, that's okay verknüpft Theorien mit biographischen Erzählungen und Formen des Aktivismus, insbesondere des Netzaktivismus.

Ein Interview mit der Schwarzen, queeren Autor*in und Aktivst*in SchwarzRund vertieft die Ausführungen über die Verwobenheiten von Rassismus und Ableismus.

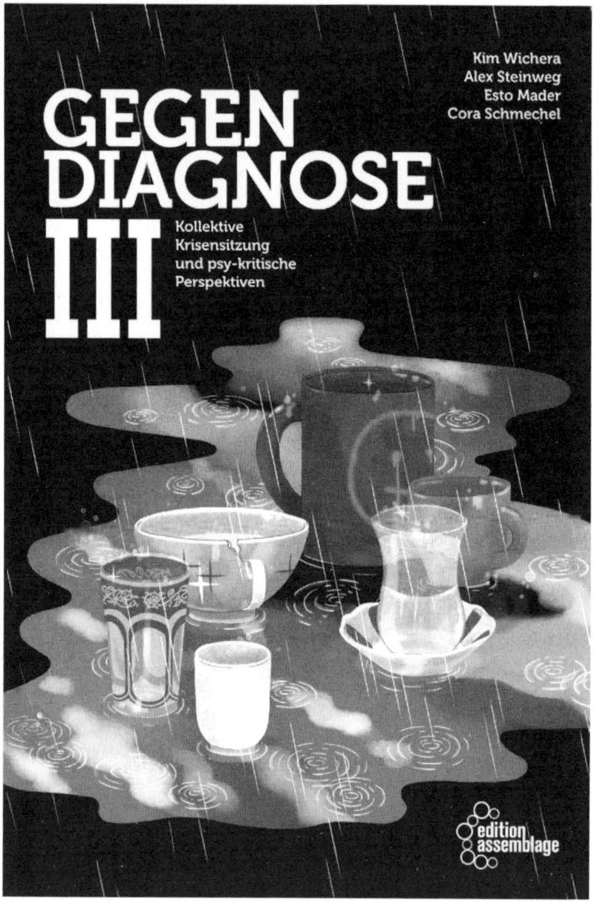

ISBN 978-3-96042-176-4 | Seiten 460 | Preis 19,80 €

In Zeiten kollektiver Krisenerfahrungen geht es in dieser Gegendiagnose um die Potentiale und Risiken kollektiver Praktiken und Selbsthilfe.

Gegendiagnose III nimmt Pathologisierungsprozesse und ihre Folgen in den Blick. Kritisch werden psychiatrische und psychologische Strukturen und Einrichtungen beleuchtet. Der dritte Band besticht mit seinen Überlegungen zu Potentialen und Risiken kollektiver Praktiken und Selbsthilfe.